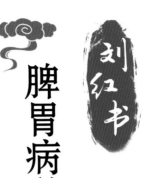

刘红书

脾胃病科诊疗实录

主编　袁兵

U0222449

学苑出版社

图书在版编目（ＣＩＰ）数据

脾胃病科诊疗实录 / 袁兵主编 . — 北京：学苑出版社，2023.7
ISBN 978-7-5077-6695-0

Ⅰ . ①脾… Ⅱ . ①袁… Ⅲ . ①脾胃病—中医临床—经验—中国—现代 Ⅳ . ① R256.3

中国国家版本馆 CIP 数据核字（2023）第 112113 号

出 版 人：洪文雄
责任编辑：黄小龙
出版发行：学苑出版社
社　　　址：北京市丰台区南方庄 2 号院 1 号楼
邮政编码：100079
网　　　址：www.book001.com
电子邮箱：xueyuanpress@163.com
联系电话：010-67601101（营销部）、010-67603091（总编室）
印 刷 厂：廊坊市海涛印刷有限公司
开本尺寸：710 mm×1000 mm　1/16
印　　张：14
字　　数：194 千字
版　　次：2023 年 7 月第 1 版
印　　次：2023 年 7 月第 1 次印刷
定　　价：108.00 元

编委会

主　编：袁　兵

副主编：张　永　商秋璐　程思宏　陈海霞

　　　　刘学成　张宇雪　尹桂清

编　委：（排名不分先后）

　　　　王　鑫　刘梦媛　彭方园　杜琳琳

　　　　张　会　王　静　孙　盈　曹国强

　　　　李萌萌　马　萍　睢　勇　王焕景

　　　　于秀梅

主　审：刘红书

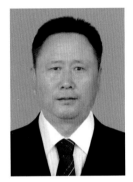

　　刘红书，主任医师，山东省名医，1983年毕业于原山东中医学院（现山东中医药大学）。聊城市中医医院脾胃病科主任，山东中医药大学兼职教授，"谷越涛全国名老中医药专家传承工作室"负责人，第三批全国老中医药专家学术经验继承人，第二批"全国优秀中医临床人才"，第二批"山东省高层次优秀中医临床人才（学科带头人）"，第二批山东省五级师承教育指导教师，中国民族医药学会脾胃病分会常务理事，山东中医药学会脾胃病专业委员会副主任委员，聊城市中医药学会脾胃病专业委员会主任委员，聊城市消化病专业委员会副主任委员。2018年，"山东省名老中医药专家刘红书传承工作室"成立。

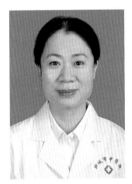

　　袁兵，主任医师，就职于聊城市中医医院。兼任中国中西医结合学会消化系统疾病专业委员会专家委员，山东中西医结合学会消化心身专业委员会常务委员，山东省名老中医药专家刘红书传承工作室负责人，世界中医药联合会睡眠专业委员会理事，聊城市中医药学会脾胃病专业委员会副主任委员，山东中医药学会脾胃病专业委员会委员，山东中西医结合学会消化病专业委员会委员，山东中西医结合学会临床心理专业委员会委员，山东省医师协会全科医师分会委员，山东中医药学会医保工作委员会委员。以第一负责人身份主持科研项目"影响葛根芩连汤治疗湿热型腹泻疗效因素的研究"。

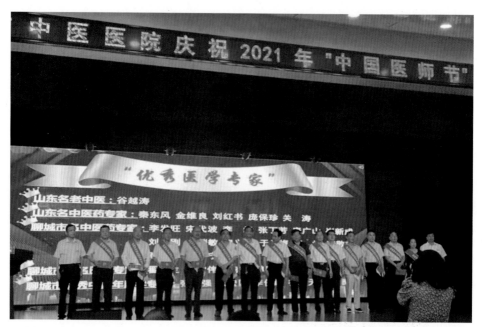

刘红书（左四）2021年在聊城市中医医院庆祝"中国医师节"表彰大会上被评为
"优秀医学专家"

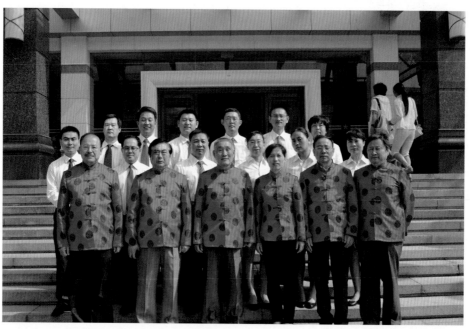

刘红书（前排右一）2014年在济南参加"山东省五级中医药师承拜师大会"留念

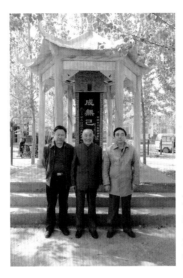

刘红书（左一）与谷越涛、金维良名老中医在成无己碑前合影

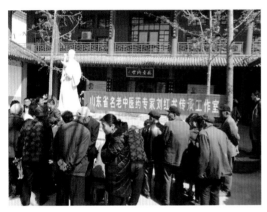

"山东省名老中医药专家刘红书传承工作室"成立及义诊现场

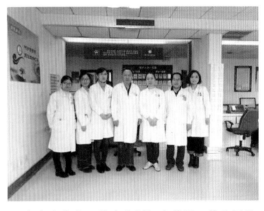

山东省名老中医药专家刘红书传承工作室团队合影

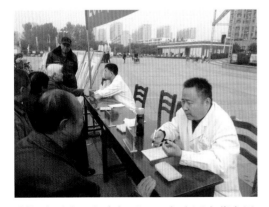

刘红书（右一）参加"2017年中医中药中国行——齐鲁名中医大型义诊活动"

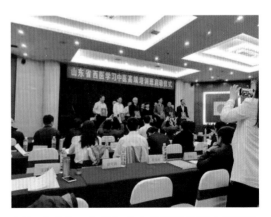

刘红书（右二）参加山东省西医学习中医高级培训班

序

余出生在20世纪60年代，成长在新中国的农村，自幼受"文革"的影响，文化底蕴薄弱，更无先天之聪慧，幸逢改革开放之际，于1978年考上了山东中医学院，然胸中并无大志，不仅对中医一无所知，而且对自己的中医前途亦甚感迷茫。经过五年的专业学习，方明中医之深奥，对中医事业的感情逐渐加深，虽然学有所成，但成绩并非优秀。

1983年7月毕业后开始进入中医临床工作，经20余年的探索，然终未成器。幸于2004年始跟师名医谷越涛先生3年，完成其学术经验继承工作。幸有党和国家培养中医人才政策，先后考入山东省高层次优秀中医临床人才（学科带头人）及全国优秀中医临床人才培训班。其间，经国内名家指点迷津，加之重温四大经典，自感茅塞顿开，形成了整体与局部协调、辨病与辨证结合、中医与西医并重的中医特色学术观点，以此指导临床实践，在脾胃肝胆病的辨治中积累了一些经验，以较好的临床疗效赢得了患者的好评。

现经工作室各位同道的共同努力，整理出近年来的临床案例，并将其汇编成册，以供读者在临证时拓展思路，为振兴中医事业贡献微薄之力。在此向参加整理编写的各位同事致以衷心的感谢。

本书在整理编写过程中，由于时间紧促、能力有限，内容上尚有不足，难免有不当之处，敬请读者予以指正，以期为岐黄之业的发扬光大增砖添瓦。

刘红书

2022年12月

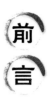

前言

　　中医药学是自然科学和人文科学的融合，是具有鲜明特色的医学理论和实践体系。中医药事业直接关乎人民群众的生命健康，是增进人民福祉的重要手段，是落实"以人民为中心"发展思想的具体举措。传承创新发展中医药事业，中医人有着义不容辞的责任。在中国共产党的正确领导下，中医药事业走过了蓬勃发展的红色百年。特别是党的十八大以来，习近平总书记高度重视和深切关怀中医药事业，把中医药提高到中华民族瑰宝的高度，把发展中医药上升为国家战略，以前所未有的力度推进中医药改革发展。习近平总书记一次次重要讲话，一次次实地考察，一句句殷切嘱托，为我们广大中医药人在新时代传承精华、守正创新、振兴发展中医药事业指明了道路、描绘了蓝图、明确了任务。

　　脾胃为"气血生化之源"，承担着化生气血的重任，也是人体生存的"后天之本"，故脾胃的健康对于人体至关重要。本书精选山东省名中医刘红书治疗脾胃病及其他病证的经典案例，采用医案的形式讲述中医治疗脾胃病的思路、方法。每则医案都有疾病辨证分析、处方用药、诊疗心得体会等，充分体现了刘红书主任治疗脾胃病的辨证思想和用药经验。刘红书主任医案的整理，为防治常见病、多发病、重大疑难疾病提供中医思路，对临床医务工作者临诊起到启发及指导作用，推动了中医药的继承、发展与创新，使之薪火相传，历久弥新，生生不息。

编　者

2022年12月

目录

上篇　医论

下篇　验案

附录

上篇　医论

一、总论

（一）脾胃的生理功能

脾胃为后天之本，气血生化之源。脾为脏，胃为腑；脾属阴，胃属阳；脾主运化，胃主受纳；脾升清，胃降浊。二者一脏一腑，一阴一阳，一运一纳，互相配合，协调统一，共同完成食物的消化、吸收、运输等功能。脾气主升，为胃行其水谷精微及津液水湿之化；胃气主降，为脾行其受纳腐熟之功。正如《内经》云："人之所受气者，谷也。谷之所注者，胃也。胃者，水谷气血之海也。""中焦之所出……亦并胃中，出上焦之后，此所受气者，泌糟粕，蒸津液，化其精微，上注于肺脉，乃化而为血，以奉生身，莫贵于此。"

1. 脾的生理功能

脾位于中焦，在膈之下。它的主要生理功能是主运化、升清和统摄血液。足太阴脾经与足阳明胃经，相互络属脾胃，脾和胃互为表里，同属于消化系统的主要脏器。机体的消化运动，主要依赖于脾胃的生理功能。机体生命活动的持续和气血津液的化生，都有赖于脾胃运化的水谷精微，而称脾胃为"气血生化之源""后天之本"。故《素问·灵兰秘典论》说："脾胃者，仓廪之官，五味出焉。"脾开窍于口，其华在唇，在五行属土，在志为思，在液为涎，主肌肉与四肢。

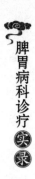

（1）脾的主要生理功能

1）主运化：所谓运是指转运输送，化即消化吸收。脾主运化，是指脾具有把水谷化为精微，并将精微物质转输至全身的生理功能。脾的运化功能，可分为运化水谷和运化水液两个方面。

运化水谷：对饮食物的消化和吸收。饮食入胃后，对饮食物的消化和吸收，实际上是在胃和小肠内进行的。但是，必须依赖于脾的运化功能，才能将水谷化为精微。同样，也有赖于脾的转输和散精功能，才能把水谷精微"灌溉四旁"和布散至全身。如《素问·经脉别论》曰："食气入胃，散精于肝，淫气于筋；食气入胃，浊气归心，淫精于脉；脉气流经，经气归于肺，肺朝百脉，输精于皮毛……饮入于胃，游溢精气，上输于脾，脾气散精，上归于肺，通调水道，下输膀胱，水精四布，五经并行"等，都是说明饮食物中营养物质的吸收，全赖于脾的转输和散精功能。脾的这种生理功能，也即《素问·厥论》所说的"脾主为胃行其津液者也"。因此，脾的运化水谷精微功能旺盛，则机体的消化吸收功能才能健全，才能为化生精、气、血、津液提供足够的养料，才能使脏腑、经络、四肢百骸，以及筋肉皮毛等组织得到充分的营养，而进行正常的生理活动。反之，脾运化水谷精微的功能减退，即称作脾失健运，则机体的消化吸收功能因之而失常，出现腹胀、便溏、食欲不振，以至倦怠、消瘦和气血生化不足等病变。所以说"脾胃为后天之本，气血生化之源"。

运化水液：也称作"运化水湿"，是指对水液的吸收、转输和布散作用，是脾主运化的一个组成部分。饮食物中营养物质的吸收，多属于液态状物质。所谓运化水液的功能，即能把被吸收的水谷精微中的多余水分及时地转输至肺和肾，通过肺、肾的气化功能，化为汗液和尿液排出体外。因此，脾的运化水液功能健旺，就能防止水液在体内发生不正常停滞，也就能防止湿、痰、饮等病理产物及水肿发生。所以《素问·至真要大论》说"诸湿肿满，皆属于脾"，这也就是脾虚生湿，脾为生痰之源和脾虚水停的发生机制。

运化水谷和运化水液，是脾主运化功能的两个方面，两者可分而不可离。脾的运化功能，不仅是脾的主要生理功能，而且对于整个人体的生命活动至关重要，这实际上是对饮食营养和消化功能重要生理意义在理论上的高度概括。所以，李中梓在《医宗必读》中说："一有此身，必资谷气，谷入于胃，洒陈于六腑而气至，和调于五脏而血生，而人资之以为生者也，故曰后天之本在脾。"

脾胃为"后天之本"，在防病和养生方面也有着重要意义。如李东垣在《脾胃论·脾胃盛衰论》中说："百病皆由脾胃衰而生也。"故在日常生活中不仅要注意饮食营养，而且要善于保护脾胃。如在患病时，针对病情进行忌口，用药时也要顾及脾胃等，都是脾胃为"后天之本"在防病和养生中的具体体现。

2）主升清：脾的运化功能，是以升清为主。所谓"升清"的升，是指脾气的运动特点，以上升为主，故又说"脾气主升"。"清"是指水谷精微等营养物质。"升清"是指水谷精微等营养物质的吸收和上输于心、肺、头目，通过心肺的作用化生气血，以营养全身。故说"脾以升为健"。升和降是脏腑气机的一对矛盾运动。脾的升清，是和胃的降浊相对而言。也就是升清和降浊相对而言，这是一个方面。另一个方面，脏腑之间的升降相因、协调平衡是维持人体内脏相对恒定于一定位置的重要因素。因此，脾的升清功能正常，水谷精微等营养物质才能吸收和正常输布。正如李东垣所强调的脾气升发，则元气充沛，人体始有生生之机；同时，也由于脾气的升发，才能使机体内脏不致下垂。若脾气不能升清，则水谷不能运化，气血生化无源，可出现神疲乏力、头目眩晕、腹胀、泄泻等症。正如《素问·阴阳应象大论》所说："清气在下，则生飧泄；浊气在上，则生䐜胀。"脾气（中气）下陷则可见久泻脱肛，甚或内脏下垂等病症。

3）主统血：统是统摄、控制的意思，即脾有统摄血液在经脉之中运行、防止逸出脉外的功能。《难经·四十二难》说："脾……裹血，温五脏。"脾统血的主要机制，实际上是气的固摄作用。如沈目南《金匮

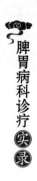

要略注》说："五脏六腑之血，全赖脾气统摄。"脾之所以能统血，与脾为气血生化之源密切相关。脾的运化功能健旺，则气血充盈，而气的固摄作用也较健全，而血液也不会逸出脉外而致出血；反之，脾的运化功能减退，则气血生化无源，气血虚亏，气的固摄作用减退，而导致出血。但是，由于脾气主升，所以在习惯上，多以便血、尿血、崩漏等称作脾不统血。

（2）脾的在志、在液、在体和在窍

1）在志为思：思即思考、思虑，是人体精神意识活动的一种状态，如《灵枢·本神》说："因志而存变谓之思。"思虽为脾之志，但亦与心主神明有关，故有"思出于心，而脾应之"之说。正常的思考问题，对机体的生理活动并无不良的影响，但在思虑过度、所思不遂等情况下，就能影响机体的正常生理活动。其中最主要的是影响气的正常运动，导致气滞和气结，所以《素问·举痛论》说："思则心有所存，神有所归，正气留而不行，故气结矣。"从影响脏腑生理功能来说，最明显的是脾的运化功能，由于气结于中，影响了脾的升清，所以思虑过度常能导致不思饮食、脘腹胀闷、头目眩晕等症。

2）在液为涎：涎为口津，唾液中较清稀的称作涎。它具有保护口腔黏膜、润泽口腔的作用，在进食时分泌较多，有助于食物的吞咽和消化。《素问·宣明五气篇》说："脾为涎"，故有涎出于脾而溢于胃之说。

3）在体合肌肉，主四肢：《素问·痿论》说："脾主身之肌肉。"这是由于脾胃为气血生化之源，全身的肌肉都需要依靠脾胃运化的水谷精微来营养，才能使肌肉发达丰满，臻于健壮。正如《素问集注·五脏生成篇》所说："脾主运化水谷之精，以生养肌肉，故主肉。"因此人体肌肉壮实与否，与脾胃的运化功能相关，脾胃的运化功能障碍，必致肌肉瘦削、软弱无力，甚至萎弱不用。

四肢是人体之末，故又称"四末"。人体的四肢，同样需要受脾胃运化的水谷精微等营养，以维持其正常的生理活动。四肢的营养输送，全赖于清阳的升腾宣发，故《素问·阴阳应象大论》说："清阳实四肢。"若脾失健运，清阳不升，布散无力，则四肢的营养不足，可见倦怠无力，甚则萎弱不用。《素问·太阴阳明论》说："四肢皆禀气于胃而不得至经，必因于脾乃得禀也。今脾病不能为胃行其津液，四肢不得禀水谷气，气日以衰，脉道不利，筋骨肌肉皆无气以生，故不用焉。"

4）在窍为口：脾开窍于口，其华在唇。饮食口味及食欲的正常与否与脾的运化功能有密切关系。脾气健运，则口味和食欲正常。反之，若脾失健运，则可出现食欲的减退或口味的异常，如口淡无味、口甜、口腻等。口唇的色泽与全身的气血是否充盈有关，而脾胃为气血生化之源，所以口唇的色泽是否红润，实际是脾运化功能状态的外在体现。

2. 胃的生理功能

胃，又称胃脘，分上脘、中脘、下脘三脘。主要生理功能是受纳与腐熟水谷，胃以降为和。

（1）主受纳，腐熟水谷：受纳，是接受和容纳的意思。腐熟，是饮食物经过胃的初步消化，形成食糜的意思。饮食入口，经过食管，容纳于胃，故称胃为"太仓""水谷之海"。机体的生理活动和气血津液的化生，需要依靠饮食物的营养，故称胃为"水谷气血之海"，如《灵枢·玉版》说："人之所受气者，谷也；谷之所注者，胃也；胃者，水谷气血之海也。"容纳于胃中的水谷，经过胃的腐熟后，下传于小肠，其精微经脾之运化而营养全身。所以，胃虽有受纳与腐熟水谷的功能，但必须和脾的运化功能相配合，才能使水谷化为精微，以化生气血津液，供养全身。饮食营养和脾胃对饮食水谷的运化功能，对于维持机体的生命活动至关重要，所以《素问·平人气象论》说："人以水谷为本。"《素问·玉机真藏论》说："五脏者，皆禀气于胃；胃者，五脏之本也。"说明胃气之盛衰有无，关系到人体的生命活动及其存亡。《脾胃论·脾胃虚实传变论》说："元气之充足，皆由脾胃之气无所伤，而后能滋养元气。若胃气之本弱，饮食自倍，则脾胃之气既伤，而元气亦不能充，而诸病之所由生也。"临床上诊治疾病，亦十分重

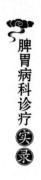

视胃气，常把"保胃气"作为重要的治疗原则。故《景岳全书·杂证谟·脾胃》说："凡欲察病者，必须先察胃气；凡欲治病者，必须常顾胃气。胃气无损，诸可无虑。"

（2）主通降，以降为和：胃为"水谷之海"，饮食物入胃，经胃的腐熟后，必须下行入小肠进一步消化吸收，所以说胃主通降，以降为和。由于在藏象学说中，以脾升胃降来概括机体整个消化系统的生理功能。因此，胃的通降作用，还包括小肠将食物残渣下输于大肠及大肠传化糟粕的功能在内。

胃的通降是降浊，降浊是受纳的前提条件。所以，胃失通降，不仅可以影响食欲，而且因浊气在上而发生口臭、脘腹胀闷或疼痛，以及大便秘结等症状，如《素问·阴阳应象大论》说："浊气在上，则生䐜胀。"若胃气不仅失于通降，进而形成胃气上逆，则可出现嗳气酸腐、恶心、呕吐、呃逆等症。

3. 脾与胃的关系

脾与胃通过经脉相互络属而构成表里关系。胃主受纳，脾主运化，两者之间的关系是"脾为胃行其津液"，共同完成饮食物的消化吸收及其精微的输布，从而滋养全身，故称为"后天之本"。

脾主升，胃主降，相反相成。脾气升，则水谷之精微得以输布；胃气降，则水谷及其糟粕才得以下行。故《临证指南医案》说："脾宜升则健，胃宜降则和。"胃属燥，脾属湿，胃喜润恶燥，脾喜燥恶湿，两者燥湿相济，阴阳相合，方能完成饮食物的传化过程。故《临证指南医案》又说："太阴湿土得阳始运，阳明燥土得阴自安。"

由于脾胃在生理上的相互联系，因而在病理上也是相互影响的。如脾为湿困，运化失职，清气不升，即可影响胃的受纳与和降，可出现食少、呕吐、恶心、脘腹胀满等症。反之若饮食失常，食滞胃脘，胃失和降，亦可影响脾的升清与运化，出现腹胀、泄泻等症。

4. 脾胃与其他脏腑的关系

（1）脾胃与心：心主血，脾统血，脾胃为气血生化之源。脾胃功能正常，则化生血液的功能旺盛。血液充盈，则心有所主。脾气健旺，脾能统血，血液则不逸出脉外。因此，心与脾的关系主要表现在血液的生成和运行方面。另外，《素问·灵兰秘典论》说："心者，君主之官也，神明出焉。"《灵枢·邪客》说："心者，五脏六腑之大主也，精神之所舍也。"故在病理上心脾两脏亦常互为影响，如思虑过度，不仅可以暗耗心血，还可以影响脾的运化功能。现代医学也认为很多消化系统的疾病是心身疾病：心主血脉，若心脉瘀阻，在临床上亦常见到脾胃消化功能减退；反之若脾胃气虚，气血生化无源，或脾不统血，血液妄行可致心血不足，心无所主而出现眩晕、心悸、失眠、多梦、腹胀、食少、体倦、面色无华等症。

（2）脾胃与肺：脾与肺的关系，主要表现于气的生成和津液的输布代谢两个方面。机体气的生成，主要依赖于肺的呼吸功能和脾的运化功能。肺所吸入的清气和脾胃所运化的水谷之精气，是组成气的主要物质基础。因此，肺的呼吸功能和脾的运化功能是否健旺与气的盛衰密切相关。

在津液的代谢方面，主要是由肺的宣发肃降、通调水道和脾的运化水液、输布津液所构成。肺的宣发肃降和通调水道，有助于脾的运化水液功能，从而防止内湿的产生；而脾的转输津液，散精于肺，不仅是肺通调水道的前提，实际上也为肺的生理活动提供必要的营养。因此，两者之间在津液的输布代谢中存在相互为用的关系。

肺脾二脏在病理上的相互影响，主要也在于气的生成不足和水液的代谢失常两个方面。如脾胃气虚时，常可导致肺气不足，脾失健运，津液代谢障碍，水液停滞，则聚而生痰、成饮，多影响肺的宣发和肃降，可出现喘咳多痰等临床表现。所以说："脾为生痰之源，肺为贮痰之器。"反之，肺病日久，也可影响到脾，而致脾失健运或使脾气虚，从而出现纳食不化、腹胀便溏，甚则水肿等病理表现，称为"上病及中"，亦是"培土生金"治法的理论依据。

（3）脾胃与肝：肝藏血而主疏泄，脾统血主运化而为气血生化之

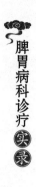

源。肝脾的关系，首先在于肝的疏泄功能和脾的运化功能之间的相互影响。脾主运化，有赖于肝的疏泄。肝的疏泄功能正常，则脾的运化功能健旺。若肝失疏泄，就会影响脾的运化功能，从而引起"肝脾不和"的病理表现，可见精神抑郁、胸胁胀满、脘胀腹痛、泄泻便溏等症。

肝与脾在血的生成、贮藏、运行方面亦有密切关系。脾运健旺，生血有源，且血不逸出脉外，则肝有所藏。若脾虚气血生化无源，或脾不统血，失血过多，均可致肝血不足。

此外，如脾胃湿热，熏蒸肝胆，胆液外溢可形成黄疸。可见病理上肝病可以传脾，脾病也可以及肝，肝脾两脏在病变上常常是互相影响的。

（4）脾胃与肾：脾胃为后天之本，肾为先天之本。胃之腐熟，脾之健运，须借助于肾阳的温煦，故有"脾阳根于肾阳"之说。肾中精气亦有赖于水谷精微的培育和充养，才能不断充盈和成熟。因此，两者在生理上是先天与后天的关系，它们是相互资助、相互促进，在病理上亦常相互影响、互为因果。如肾阳不足，不能温煦脾阳，则可见腹部冷痛、下利清谷，或五更泄泻、水肿等症。若脾阳久虚，进而可损及肾阳，而成脾肾阳虚之病证。

（二）脾胃病的病因与发病

中医认为，人体各脏腑组织之间，以及人体与外界环境之间既对立又统一，它们在不断地产生矛盾而又解决矛盾的过程中，维持着相对平衡，从而保持人体正常的生理活动。当这种动态平衡因某种原因遭到破坏，又不能自行调节得以恢复时，人体就会发生疾病。破坏人体相对平衡状态而引起疾病的原因就是病因。

脾胃借口与肛门与外界相通，在体内与心、肝、肺、肾密切相关，故导致脾胃病发生的原因，是多种多样的，但不外外感六淫、疠气，内伤七情及饮食劳倦、手术外伤等。

1. 六淫

六淫，即风、寒、暑、湿、燥、火六种外感病邪的统称。外感六淫既可经经络传变而影响脾胃，又可"直中脏腑"而为患。

（1）风：风为阳邪，其性开泄；风性善行而数变。风邪致病，损伤脾胃，致受纳、健运失常的病例在临床并非少见。《诸病源候论·脾胃诸症·哕候》云："脾胃俱虚，受于风邪，故令新谷入胃，不能传化，故谷之气与新谷相干，胃气则逆。"《伤寒论》指出太阳中风可见到胃气上逆"干呕"症状；《诸病源候论·脾胃诸病·呕吐候》云："呕吐者，皆由脾胃虚弱，受于风邪所为也。"由风邪引起的常见脾胃病证有：呕吐、脘胀、腹痛、泄泻、胃痛等。

（2）寒：寒为阴邪，易伤阳气。凡临床表现具有寒冷、凝滞、收引、清澈等特点者，即是寒邪致病。因寒而致脾胃病者，多表现为脘腹冷痛、得热则减、呕吐清水冷涎等症。

（3）暑：暑为夏之主气，暑邪致病有明显的季节性，其致病特点是炎热与夹湿。暑热炎上，伤人急速，往往经犯阳明而出现壮热、大汗出、头晕、面赤、心烦、口渴、脉洪大等，在此基础上又易耗气伤津。暑又易夹湿。暑湿病邪的致病特点：易困阻脾胃，弥漫三焦。在临床上除见身热起伏、汗出不畅外，还常见到困倦胸闷、纳呆、恶心呕吐、便秘或泄泻等脾胃被困之症状。

（4）湿：湿为土之气，弥漫于天地之间，流布于四时之内，故湿邪致病四时皆有，以长夏季节湿热为患较多。湿为阴邪，其性重浊黏滞，易伤脾胃，病变以脾胃为中心，常致脾失健运、胃失和降而出现脘痞、腹胀、呕恶、便溏等症状；又湿邪易困阻清阳，阻碍气机而出现胸闷、脘满、恶心呕吐、腹胀等。此外湿为阴邪，易损脾阳，而见畏寒、肢冷、便溏等湿胜阳微之症。

（5）燥：燥为秋令主气。《素问·阴阳应象大论》云："燥胜则干"，故其主要特点为干燥。燥邪致脾胃病中以燥伤胃津多见，临床上表现为口干咽燥、大便干结、舌苔少津等症。

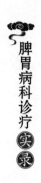

（6）火：火为阳邪，易伤阴液，其性炎上。其致病者多伤脾胃阴液，亦可致"暴迫下注"及阳明腑实等，临床上见到腹痛腹泻、便秘燥结、口干而渴等症。

总之，外感六淫是脾胃病的常见病因，其中尤以湿邪最为重要。六淫之中，可单独致病，更多见兼杂为患。如风寒直中脏腑、寒湿困脾、湿热中阻等。另外，除上述六淫病因外，还有内风、内寒、内湿、内燥、内火等，虽然它们属于病机范畴，但它们具有与六淫相似的特性。

2. 七情内伤

喜怒忧思悲恐惊七种情志变化，是机体的精神状态，是人体对客观事物的不同反应，在正常情况下，一般不会使人致病。只有突然、强烈或长期持久的情志刺激，超过了人体本身的正常生理活动范畴，使机体气机紊乱、脏腑阴阳气血失调，才会导致疾病的发生。由于七情致病有直伤内脏、影响气机的特点，而脾胃又是人体气机升降之中枢，所以七情内伤更易致脾胃失调。临床上常见的有思虑劳神过度，损伤心脾，致心脾两虚；或郁怒伤肝，肝气横逆，又常犯脾胃，出现脾胃不调、肝胃不和等；或郁怒伤肝，怒则气上，血随气逆而呕血；或气机阻滞，久则气滞血瘀而出现胃痛、腹痛、癥瘕积聚等。

3. 饮食、劳逸

（1）饮食不节：人体靠饮食物以获取营养精微，以能维持生命活动的代谢。胃主受纳腐熟食物，脾主运化水谷之精微，两者均直接与饮食相关。故饮食不节是导致脾胃疾病发生的主要原因。从而导致脾胃升降失常，运化无力而导致聚湿、生痰、成饮、化热或变生他病。

1）饥饱失常：饮食应以适量为宜，饥饱失常均可发生疾病。过饥则摄食不足，气血生化之源缺乏，久则气血衰少而为病；暴饮暴食，则可致食物阻滞，脾胃损伤，出现脘腹胀满、嗳腐反酸、厌食、吐泻等食伤脾胃病证。

2）饮食不洁：饮食不洁，可引起多种胃肠道疾病，出现腹痛、吐泻、痢疾等，或引起寄生虫病。《金匮要略·禽兽鱼虫禁忌并治二十四》指出：“秽饭、馁肉、臭鱼，食之皆伤人……六畜自死，皆疫死，则有毒，不可食之。”说明饮食不洁可致中毒。

3）饮食偏嗜：若饮食过寒过热，或五味有所偏嗜，则易致阴阳失调而发病。过食寒凉，易伤脾胃阳气，而致脾胃虚衰，或寒湿内生；若偏食辛辣燥热，则致脾胃肠积热；若嗜食肥甘厚味，则易呆滞脾胃，内生痰湿。

（2）劳逸损伤：劳逸损伤包括过度劳累和过度安逸两个方面，两者均可损伤脾胃。

1）过度劳累：包括劳力过度、劳神过度和房劳过度三个方面。①劳力过度：《素问·举痛论》说："劳则气耗""劳则喘息汗出，外内皆越，故气耗矣。"脾主四肢肌肉，胃为多气多血之府，故过度劳力，则易致脾胃虚弱。②劳神过度：《素问·阴阳应象大论》说："脾……在志为思"，若思虑过度，在临床上最常见到心脾两虚之证。③房劳过度：房劳过度最易致肾精亏虚，久之则肾阳衰败，不能温煦脾阳，而致脾肾阳虚之证。

2）过度安逸：过度安逸可致脾胃气滞病变，致脾不健运，胃不受纳。

4. 药毒、手术、放射性物质等损伤

（1）药毒放疗：药物损伤脾胃自古以来就有记载。其中有失于正治、误伤脾胃者，如《伤寒论》就有"太阳病……医反下之，利遂不止……"；也有治法得当而药后损伤脾胃者，《伤寒论》载："发汗后，腹胀满者，厚朴生姜半夏甘草人参汤主之。"临床上，因实热用清热泻火之剂而致"苦寒败胃"者也不鲜见。当今化学合成药品损伤脾胃者更是屡见不鲜。例如：长期使用抗生素而致的腹泻，非甾体类药物而致的胃黏膜糜烂、溃疡、出血，化疗药物引起的严重呕吐、厌食，钙离子拮抗剂引起的反酸、嘈杂，某些药品引起的胆汁郁积等。放疗后引起的脾胃衰败也比比皆是。

（2）手术：随着科学技术的进步，手术适应证越来越广，特别是恶

上篇 医论 ◇◇◇◇◇

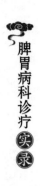

性肿瘤的切除率越来越高，术后长期存活率明显提高。但是随之而来的术后远期并发症也越来越常见，尤以消化道术后致脾胃病者更为多见。如食管胃吻合术后的胃食管反流，胃大部切除（毕Ⅱ式）术后的胆汁反流、残胃炎、术后胃瘫综合征等。这些病证虽然目前仍按传统的方法进行辨证施治，但不能用六淫、七情、内伤劳倦等解释。

5. 痰饮、瘀血

痰饮、瘀血是人体受某种致病因素作用后在疾病过程中所形成的病理产物。这些病理产物形成之后，又能直接作用于脾胃而成为脾胃病的致病因素。

（1）痰饮：痰和饮都是水液代谢障碍所形成的病理产物，它的产生首先与脾有密切的联系，已如前述。饮形成之后可留积肠胃而成"痰饮"，亦可留积胸胁、肌肤；而痰则随气升降流行，内而脏腑，外至筋骨皮肉，形成多种病证，因此有"百病多由痰作祟"之说。痰停于胃，致胃失和降，可见恶心呕吐、胃脘痞满；饮留于肠间，则肠鸣沥沥有声；痰阻腑中，经脉不畅，痰瘀互结则可成积。

（2）瘀血：所谓瘀血，是指离经之血积于体内，或血行不畅，阻滞于经脉、脏腑内的血液。它是疾病过程中的病理产物，也是一种常见的致病因素。瘀血的形成，一是因病而致，如气虚、气滞、血寒、血热、痰阻等原因所致，故有"久病多瘀"之说；二是由内外伤等多种原因引起的离经之血，积存于体内所致。在脾胃病中常见的有：噎膈、癥瘕、胃脘痛、腹痛、肠痈、黄疸等。

（三）脾胃病的病机

脾胃病的病机主要表现在体、用两方面。体是指脾胃本身的阴阳、气血。用是指脾胃的生理功能。

1. 脾病病机

脾的主要生理功能是主运化，升清，主统血。脾的运化功能，是以脾的阳气为主，故脾的运化功能障碍，也主要是由于脾的阳气虚损，失于升清，失于运化所致。而脾的阴血不足，对于运化功能的影响，则远逊于脾的阳气。这是脾阴阳失调病机的特点。脾的统血功能，实际上是脾的阳气固摄作用的体现。

（1）脾之阴阳气血的失调：脾的阳气失调，多为脾的阳气虚损，健运无权，气血生化无源，或为水湿内生，损及肾阳，而致脾肾阳虚；脾之阳气不足，升举无力，中气下陷，而致内陷下脱；或气虚统血无权，而致失血。

1）脾气虚损：脾气虚，即中气不足。多由饮食所伤，脾失健运，或因禀赋素虚，或久病耗伤，或劳倦过度所致。脾气虚弱则运化无权，可见纳食不化、口淡无味；脾之升清作用减弱，影响胃的降浊，而致升清降浊失司，上可见头目眩晕，中可见脘腹胀闷，下可见便溏泄泻等；脾失健运，水谷精微不足，生化气血无源，导致气血不足；脾气亏虚，升举无力，甚则下陷，可见久泄脱肛、内脏下垂等。

2）脾阳虚衰：多由脾气虚损发展而来，亦可由命门火衰、脾失温煦所致。脾阳虚则寒从中生，可见脘腹冷痛、下利清谷、五更泄泻等虚寒现象。脾阳虚，则温化水湿无权，水湿内聚，或生痰成饮，或水泛肌腠为肿。

3）脾阴失调：多指脾的气阴两虚，多由于脾气虚，不能运化津液，津液亏少而致。可在脾气虚的基础上见到口舌干燥、舌红少苔等症。脾阴不足，则胃阴亦虚，胃失脾助，和降失职，其气上逆，又可见干呕、呃逆之症。

（2）脾的功能失调：脾之功能失调，主要包括运化失职、脾不升清及脾不统血等几个方面，脾之功能失调与脾之阴阳气血失调密不可分。功能失调常建立在气血阴阳失调基础上。

1）脾失健运：常发生在脾气虚损及脾阳不足的基础上。多由饮食不节，劳倦内伤，久病大病，素体脾虚，感受外湿，或因用药不当损伤脾胃引起。主要表现在以下几个方面：一是不能运化水谷精微，影响食物消化吸收，气血化生无源则见脘腹不适、纳呆、便溏、面黄消瘦、神疲

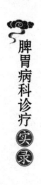

肢倦等症；二是不能运化水湿，致水湿内生，或聚湿成饮为痰，而变生水肿、痰饮诸证；三是脾失运化，又易感受外湿，内外合邪，交阻中焦而成虚实夹杂之证。湿浊中阻，从寒化更伤脾阳，以致湿胜阳微；四是从热化而酿成湿热；五是若湿热熏蒸肝胆，胆液外泄，又可见黄疸。由于脾失健运，水湿内阻可引起诸多变证，所以临证时更应重视中焦湿热的治疗，以防由此引起的变证。

2）脾不升清：《脾胃论·天地阴阳生杀之理在升降浮沉之间论》说："饮食入胃，而精气先输脾归肺，上行春夏之令，以滋养周身，乃清气为天者也。"脾不升清，则水谷精微不能上输心肺，滋养脏腑组织，多与脾虚并见，为脾虚不运的机转之一。严重时，气陷于下，除脾虚的一般症状外，更有脘腹重坠、久泻脱肛、便意频频等表现。

3）统血无权：这是脾虚不能统摄血液而发生的出血证候。临床以吐血、便血、气短、倦怠、舌淡、脉弱为主要表现。

2. 胃病病机

胃为"水谷之海"，主受纳和腐熟水谷，其气以降为和。因此，胃的功能失调，主要是受纳障碍和腐熟水谷功能异常及胃失和降甚至胃气上逆的病理变化。胃体本身气血阴阳失调，常导致胃气虚、胃阴虚、胃寒、胃热等病变。

（1）胃的功能失常

1）受纳异常：多因反复饮食不节，胃气受损；或禀赋不足；或胃部手术；或癥瘕积聚致胃气衰败所致。或见早饱、脘胀、食后益甚，呕吐、纳呆等症。

2）腐熟异常：腐熟是胃对食物的沤腐消磨。食物只有经过胃的腐熟，脾才能将其运化。

①胃失腐熟：多因暴饮暴食，过食生冷，或过用寒凉克伐药物等所致，可出现胃纳不佳，饮食无味，不思饮食，或嗳腐酸臭，呕吐未消化饮食等病理表现。

②邪热消谷：多因邪热犯胃，或嗜食辛辣，膏粱厚味，或其他原

因致胃有积热，邪热消谷，引起腐熟水谷功能过于亢进，而出现胃中嘈杂、消谷善饥等病理现象。

3）胃失和降：多因六淫及秽浊之气犯胃，或痰饮停蓄，或肝气犯胃，或瘀血肿块阻塞，或胃气虚弱不能运化，或胃阴不足失于濡润等，以致气失和降，而见痞满脘胀之症，甚则胃气上逆，则见嗳气、呃逆、恶心、呕吐、反胃等病症。

（2）胃的气血阴阳失调：主要有胃气虚、胃阴虚、胃寒和胃火（热）四个方面。

1）胃气虚：饮食不节，久病不愈，禀赋不足，用药不当等均可损伤胃气，胃气虚则受纳腐熟功能不足，而出现气虚及相应临床表现。

2）胃阴虚：热病后期，邪热久留，久病不愈，消灼阴液等，均可致胃阴不足，而出现不思饮食，舌质红而干，甚则舌如镜面等病理表现。同时还可见到腐熟受纳功能减退及胃气上逆症状，甚则胃气衰败而出现口糜等。

3）胃寒：多由过食生冷，或过用苦寒之品，或素体阳虚，或外寒直中所致。胃寒除见到腐熟水谷功能低下外，更常因寒凝气滞，血行不畅，收引脉络而见到脘痛剧烈、痛得温而减的症状。

4）胃火（热）：多由邪热犯胃，或嗜食辛辣，或由气滞、瘀血、痰、湿、食积等郁结化热化火而致。胃热胃火除引起胃的腐熟水谷功能亢进外，还因热盛火炽，消灼津液致燥热内结，胃失和降，而见口苦、口渴引饮、大便秘结等表现；或伤阴耗液而致胃阴虚；或胃火上炎，致胃气上逆；或胃火循经上炎而为齿痛龈肿，齿龈出血；或火热灼伤胃络，则血上溢而呕血。

另外，由于脾胃与其他脏腑有着密切的联系，因此在病理上也常有脏腑兼杂病症。其中最为常见的有肝气横逆、克乘脾土（相克太过），而致脾气不畅，出现头胀胁痛、胸闷太息、少腹胀痛及纳呆、脘痞胀痛、嗳气矢气频作等症；肝气郁结、失其条达，木不疏土（相克不及），影响脾气的升发，可见精神抑郁、胸胁满闷、食少腹胀、大便异

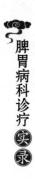

常等肝脾不和证候；湿热困脾、脾气壅滞，致肝不疏泄（土反侮木或称为土壅木郁），可见脘腹胀满、食少困倦、口腻便溏、胁肋胀痛或黄疸等症；其他如肺脾气虚、心脾两虚、肝虚脾弱、脾肾阳虚、肝胃不和等在临床上也属常见。

（四）辨治脾胃病的经验体会

对脾胃病的辨证，坚持以八纲辨证为纲，然后再根据致病病因的不同分别采用六经、卫气营血、三焦及脏腑辨证。要求辨证时首先应详诊细察，通过四诊而得到的既全面系统，又重点突出、简而不陋的临床资料，为辨证提供必要依据；其次辨明病证：辨别病证的性质及判断病变部位，以达到审证求因之目的；最后根据"治病求本"的原则以明本，为治法确定直接依据。

1. 治脾胃重在调升降

因为脾与胃通过经脉相互络属而构成表里关系：胃主受纳，脾主运化；脾气主升，胃气主降，两者相反相成。脾气升，则水谷精微得以输布；胃气降，则水谷及其糟粕得以下行。脾胃之升降在生理上不是孤立的，是相互为用的，故其在病理上也是相互影响的。如脾之运化失职，清气不升，即可能影响胃的受纳与和降，在临证时可见食少、呕吐、嗳气、恶心、脘腹胀满等症。反之胃不受纳，失其和降，亦可影响脾的运化与升清，在临床上可见腹胀、泄泻、倦怠、头晕等症。胃主受纳，脾主运化是脾胃的基本功能，其功能是否正常，往往取决于其气机的升降。脾胃病变，常导致其气机升降的异常。故治疗脾胃病时，应重视对脾胃气机的调治。以下结合典型病例论述之。

医案1

患者：男，59岁，干部。2004年4月9日初诊。

主诉：上腹部满闷不舒感20余年，加重2个月余。

现病史：患者于20年前因工作繁忙，饮酒过多及进食无规律渐致胃脘痞满不适，先后服用多种中西药物治疗，病情时轻时重。2个月前因"感冒"及过量饮酒致病加重，在外院行胃镜检查，诊断为"慢性浅表性胃炎"，Hp试验阳性，服用奥美拉唑20 mg，2次/日；阿莫西林500 mg，3次/日；甲硝唑0.4 g，3次/日，共10天，病情非见好转，反而脘腹痞满更重；再用胃动力药治之，病情虽有好转，但停药即重。刻诊：胃脘痞满，嗳气频繁，食后更甚，喜热饮热食，纳呆口苦，时恶心欲吐，大便溏薄，每日3～4次，舌质红，苔厚微黄，脉沉。

辨证：湿热中阻，脾胃不和，气机不畅。

治法：清热化湿，调和脾胃。

方药：半夏泻心汤加味。半夏10 g，黄连10 g，黄芩10 g，干姜6 g，党参10 g，苍术10 g，炒莱菔子15 g，炒麦芽12 g，枳实10 g，厚朴10 g，甘草6 g，生姜3片。7剂，水煎服。每日1剂。

复诊：2004年4月16日。现脘腹痞满消失，食欲大增，唯有大便溏，每日3～4次，舌质淡，苔薄白，脉沉。于上方中去枳实、厚朴、莱菔子，改黄连、黄芩各6 g，加防风10 g、升麻3 g。处方：半夏10 g，黄连6 g，黄芩6 g，干姜6 g，党参10 g，苍术10 g，炒麦芽12 g，防风10 g，升麻3 g，甘草6 g，生姜3片。7剂，水煎服，每日1剂。

随访至今，病情未再反复。

按语：患者乃烦劳伤脾，气机郁阻，复因饮食不节、嗜食辛辣醇酒致湿热内生，虽经西医抗Hp治疗，但脾胃气机郁遏不解，胃气不降，脾气不升，故见上述诸症。其治当以调和脾胃、升清降浊为主，佐以清热化湿。半夏泻心汤辛开苦降，升清降浊，调和脾胃，与本例病机相符。初治方中重用黄连、黄芩，意在取其清热燥湿之功。复诊时湿热已去，胃气已降，唯脾气不升，故去行气降逆之气药，减苦降之黄连、黄芩，加轻清升阳之药，使清阳得升，脾胃和调，故诸症得解。

医案2

患者：某女，56岁。2009年3月8日初诊。

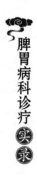

主诉：嗳气反酸反复发作10余年。

现病史：患者10余年来反复出现反酸、嗳气、烧心，曾长年服用 H_2 受体拮抗剂、质子泵抑制剂等药，病情能得到控制。但停药即复发。刻诊：反酸烧心，嗳气频繁，每于进食后半小时左右加重，夜寝时常因烧心而惊醒，进过热食物时胸骨后灼热疼痛，口干口苦而黏，大便干，4～5天1次，纳食尚可，时有脘腹满闷。舌质红，苔厚腻，脉滑有力。胃镜见食管下段见4条线状黏膜糜烂，胃窦部黏膜水肿，红白相兼，以红为主。

中医诊断：泛酸（湿热阻胃）。

西医诊断：胃食管反流病。

治法：清热化湿，和胃降逆。

方药：小陷胸汤加味。黄连10g，半夏10g，瓜蒌15g，陈皮10g，竹茹10g，枳实10g，莱菔子15g，槟榔15g，苍术10g，甘草6g。7剂，水煎服，每日1剂。

复诊：2009年3月15日。服药后病情略有减轻，仍感烧心反酸，脘痞便干，舌质红苔厚，脉滑有力，于上方中加大黄。处方：黄连10g，半夏10g，瓜蒌15g，陈皮10g，竹茹10g，枳实10g，莱菔子15g，槟榔15g，苍术10g，大黄12g（后入），甘草6g。7剂，水煎服，每日1剂。

三诊：2009年3月22日。再进7剂后大便得通，脘痞消失，反酸烧心明显减轻，舌质偏红，苔薄，脉滑。于上方中去大黄，加焦三仙、乌贼骨。处方：黄连10g，半夏10g，瓜蒌15g，陈皮10g，竹茹10g，枳实10g，莱菔子15g，槟榔15g，苍术10g，焦三仙各12g，乌贼骨30g，甘草6g。7剂，水煎服，每日1剂。

再诊时诸症消失，复查胃镜示食管黏膜已愈合。后给予六君子汤加味调理月余，随访至今，未见反复。

按语：历代医家对吐酸多从肝论，如《素问玄机原病式·六气为病·吐酸》所云："酸者，肝木之味也，由火盛制金，不能平木，则肝木自甚，故为酸也。"《张氏医通·呕吐哕·吐酸》也说："……从木化而为吐酸，久而不化，肝木日肆，胃土日衰，当平肝扶胃，逍遥散服左金丸。"等等。余常以"胃气上逆"立论，采用降逆和胃法为主进行施治，每获良效。这从另一方面体现了重视调理气机升降的重要意义。当然，辨治泛酸病证时，不仅重视"胃气上逆"，同时还应详辨引起"胃气上逆"的原因。只有这样才能达到"治病求本"之目的。

医案3

患者：某男，34岁。2005年9月28日初诊。

主诉：上腹部疼痛半个月。

现病史：患者于半个月前无明显诱因出现上腹部疼痛，每于进食半小时后疼痛发作，持续2～3小时缓解，致使不敢进食，痛处拒按，伴脘痞纳呆，稍食即饱，时嗳气，嗳气则舒，口苦而干，不欲饮水，大便质可，3～4日1次，无黑便。近期无明显进行性消瘦。舌质红苔厚，脉弦滑。胃镜示：胃窦近小弯侧见一0.5 cm×0.5 cm圆形溃疡，基底部覆盖薄白苔，周围黏膜皱襞水肿，胃窦部见多个条索状出血糜烂。病理示胃黏膜炎症性改变；大便OB：（++）。

中医诊断：胃脘痛（湿阻胃脘，胃失和降）。

西医诊断：①胃溃疡；②慢性胃炎。

治法：清热祛湿，降逆和胃。

方药：自拟方。枳实10 g，黄芩10 g，栀子10 g，清半夏10 g，白芍12 g，苍术10 g，厚朴10 g，大黄10 g，海螵蛸20 g，黄连6 g，三七粉3 g（冲服），甘草6 g。5剂，水煎服，每日1剂。

复诊：2005年10月3日。服上方后疼痛有所减缓，疼痛持续时间缩短，能进少量流汁及半流汁饮食，仍口干口苦而黏，大便日2～3次，质溏，舌质红苔厚腻，脉沉有力，继以上方加神曲、炒麦芽、炒莱菔子。

处方：枳实10 g，黄芩10 g，栀子10 g，清半夏10 g，白芍12 g，苍术10 g，厚朴10 g，大黄10 g，海螵蛸20 g，黄连6 g，三七粉3 g（冲服），神曲12 g，炒麦芽12 g，炒莱菔子15 g，甘草6 g。7剂，水煎服，每日1剂。

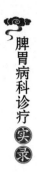

三诊：2005年10月10日。疼痛消失，饮食如故，舌苔转薄，仍感胃脘痞满撑胀，时嗳气，大便日2～3次，质溏，大便OB阴性。随以香砂六君子汤化裁。处方：木香6g，砂仁6g，党参12g，白术10g，茯苓15g，神曲12g，浙贝母10g，海螵蛸20g，白及10g，丹参15g，甘草6g。15剂，水煎服，每日1剂。

2个月后复查胃镜示浅表性胃炎。随访至今未复发。

按语：患者乃肝胃郁热，兼湿热阻滞胃脘，致胃失和降，气机阻滞，故见胃脘疼痛，撑胀作痛，痞满嗳气，食后气机阻滞益甚故疼重，湿热伤络，则见胃内出血。其治当清热化湿、理气和胃为主，使胃热得清，湿邪得祛，气机畅通，其病则解也。

医案4

患者：某女，63岁。2004年12月9日初诊。

现病史：患者因心前区疼痛半日被诊断为"急性下壁心肌梗死"住入我院心内科，经扩冠、抗凝及对症处理10天后，心电图改变逐渐好转，但出现恶心呕吐，稍进饮食，随即呕吐，为痰涎及胃内容物，经肌内注射吗丁啉、口服吗丁啉（多潘立酮片）等药治疗1周病情未能控制，于今日邀余会诊。刻诊：恶心呕吐，呕吐清水痰涎，稍食即吐，动则头眩，心悸气短，纳呆，口黏不渴，大便4～5天未解，小便调，舌质暗淡，苔白厚，脉弦细。

辨证：脾阳不振，水饮内停，胃失和降。

治法：温化痰饮，和胃降逆。

方药：苓桂术甘汤合二陈汤。云苓15g，白术10g，桂枝10g，甘草6g，陈皮10g，半夏10g，生姜3片。3剂，水煎服，每日1剂。

3剂后呕吐消失，能进少量饮食，再进3剂，诸症消失。

按语：患者属大病伤脾，损伤脾阳，致阳湿饮停，阻于胃脘，胃失和降则恶心呕吐，胃不受纳则食少或进食即吐，水气凌心，则心悸气短，清阳不升，则头晕目眩。治以温阳化饮，降逆和胃，方中以苓桂术甘汤温化寒饮，以陈皮、半夏降逆和胃，药证相符，诸症可去也。

医案5

患者：某女，34岁。2004年5月18日初诊。

主诉：厌食、纳呆、消瘦2年余，加重3个月。

现病史：患者于2年前因节食减肥而致厌食、纳呆、消瘦，曾先后服用吗丁啉（多潘立酮片）、普瑞博思（西沙必利）、健胃消食片、保和丸等无效，于3个月前病情加重。身高160cm，而体重仅37kg。刻诊：纳呆厌食，稍食即饱，食后2～3小时脘痞更甚，时有恶心、呕吐，伴嗳气反食，脘腹坠胀感，神疲面黄，四肢困倦乏力，失眠心悸，大便溏薄，2～3日一次。舌淡苔白，脉沉无力。化验肝功未见异常；肝胆彩超未见异常；胃镜见黏液湖大量潴留液，胃蠕动减弱，胃窦部黏膜红白相兼，以红为主，幽门口黏膜皱襞水肿，可见少量胆汁反流。钡餐透视示十二指肠淤积。

中医诊断：痞满（脾胃虚弱，中气下陷，兼脾胃气机阻滞）。

西医诊断：①肠系膜动脉综合征；②慢性浅表性胃炎。

治法：益气补中，行气导滞。

方药：补中益气汤化裁缓补之。太子参6g，白术6g，当归6g，黄芪10g，陈皮6g，半夏6g，柴胡6g，升麻3g，枳壳10g，香橼10g，炒莱菔子10g，炒麦芽10g，砂仁6g，甘草3g。10剂，水煎服，每日1剂。

复诊：2004年5月28日。病情无明显减轻，亦未加重，舌脉同前。于上方中去太子参，加党参。处方：党参10g，白术6g，当归6g，黄芪10g，陈皮6g，半夏6g，柴胡6g，升麻3g，枳壳10g，香橼10g，炒莱菔子10g，炒麦芽10g，砂仁6g，甘草3g。10剂，水煎服，每日1剂。

三诊：2004年6月7日。其病稍安。

后再以上方随证加减，治疗共计3个月，食欲渐增，体重增加至42kg，脘痞消失。又以原方调理2个月其病告愈。观察至今，体重增至55kg。病情未再反复。

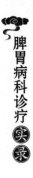

按语：患者为饮食过少，日久损伤脾胃，致脾胃气虚，清阳下陷，浊阴不降，脾胃不和，故见纳呆厌食、恶心呕吐及嗳气反食及脘腹坠胀、神疲乏力、四肢困倦等症。其治当以健脾益气、升阳举陷为主，但又因兼有胃气上逆，唯恐补之不当，反致胃气上逆更重，如古人所云："甘能令人中满。"故选用补中益气汤以健脾益气、升阳举陷；方中药量较小以取缓补之意，更佐降逆和胃之品，使清阳上升，浊阴下降，脾胃调和，故诸症能除。

医案6

患者：男，89岁。2003年12月10日初诊。

主诉：阵发性气短半年。

现病史：患者于半年前因劳动过度而出现阵发性气短，有时在运动时发作，有时在休息时发作，持续数分钟缓解，曾在某医院住院治疗，诊断为"冠状动脉粥样硬化性心脏病，心绞痛（劳力型）"。应用低分子肝素钙、消心痛（硝酸异山梨酯片）、阿司匹林等药治疗近月余无效。刻诊：气短时作，发作时神疲乏力，不欲睁眼，伴胸部憋闷，心悸汗出，自感"气不够用"，稍事休息病情可减轻，纳呆，便溏，舌质淡暗有瘀斑，脉沉细时结代，心电图示：$V_{4\sim6}$、S–T段压低。

中医诊断：胸痹（中气下陷，心血瘀阻）。

西医诊断：①冠状动脉粥样硬化性心脏病；②心绞痛（劳力型）。

治法：益气举陷，佐以活血化瘀。

方药：补中益气汤加减。黄芪24g，白术10g，人参10g，当归10g，陈皮10g，升麻6g，柴胡6g，甘草6g，五味子10g，丹参15g，焦山楂12g，神曲12g。5剂，水煎服，每日1剂，分2次服。

复诊：2003年12月15日。心悸气短减轻，今日自己步行上二楼门诊也未发作，仍时汗出，自感背部冷凉，纳食可，大便调，舌质淡暗，脉沉细结代。虑其兼有心阳不振，于上方中加桂枝、薤白、牡蛎。处方：黄芪24g，白术10g，人参10g，当归10g，陈皮10g，升麻6g，柴胡6g，甘草6g，五味子10g，丹参15g，焦山楂12g，神曲12g，桂枝10g，薤白12g，牡蛎30g。水煎服，每日1剂，分2次服。连服15剂，诸症消失。后病情一直稳定。

按语：患者年老体弱，脾胃气虚，复因劳累过度，致中气下陷，宗气失于后天补养，鼓动无力，血行不畅，故现胸闷气短、汗出心悸、纳呆便溏、舌淡脉结代诸症。方中以补中益气汤大补中气，升阳举陷；牡蛎、五味子敛气养心；复以桂枝、丹参、薤白以温阳化瘀，药证相合，故能取得较好疗效。

总之，在调理脾胃方面总以调和脾胃升降为先。在众多脾胃病中，脾胃气机升降异常往往是其主要病机，诸如呕吐、泄泻、痞满、胃缓、呕逆、吞酸、嘈杂；某些病变也往往影响脾胃之升降，诸如食积、湿阻、痰饮、癥瘕、黄疸、胃痛、瘀血等。由于脾胃气机升降是全身气机之中枢，其他疾病过程中也往往影响脾胃之升降，如胸痹、咳嗽、喘证、关格等。在临证时应首辨脾胃之寒、热、虚、实；再辨其兼杂；后明脾胃之本病，还是其他脏腑病变之影响。另外还应辨清升与降的主次而后随证治之。临床常用的调理脾胃气机药物有：陈皮、青皮、枳实、枳壳、厚朴、半夏、佛手、升麻、柴胡、黄芪、旋覆花、代赭石、莱菔子、延胡索、川楝子、大腹皮、黄连、黄芩、干姜、沉香、檀香、乌药等。

2. 治脾病应善祛湿

脾属土脏，性湿而喜燥，主运化水湿，无论外感六淫或内伤七情、饮食所伤均可致脾失健运，致外湿困脾或水湿内生，而变生种种疾病。故临证时特别强调祛湿之法。然祛湿之法又当根据外湿、内湿之不同，寒湿、湿热之差异，脾实、脾虚的有无而分别采用芳香化湿、清热祛湿、温化寒湿、健脾化湿等治法。

医案1

患者：男，31岁，教师。2003年8月19日初诊。

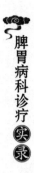

主诉：脘痞，纳呆，低热半个月。

现病史：患者于半个月前因外出被雨淋湿后第2天即感发热，周身疲倦乏力，纳呆，伴鼻塞流涕，遂在当地按感冒治疗，输注头孢噻肟钠及口服感冒灵、复方乙酰水杨酸片（APC）等治疗7天，发热好转，但一直未愈，后又服银翘散加味，病情仍未见好转。刻诊：纳呆脘胀，按之作痛，时恶心欲吐，食后更甚，伴低热，午后为重，汗出不畅，头身困重，疲乏无力，口黏不渴，二便调。舌质红，苔黄腻，脉滑。查体：目无黄染，上腹轻压痛，肝脾不大，墨菲征（－）；肝胆B超及化验检查未见异常；胃镜示：胃底、体、窦部黏膜多处点状糜烂及黏膜下出血点，黏膜充血水肿，红白相兼，以红为主。

中医诊断：痞满（外感湿邪，入里化热，困阻脾胃）。

西医诊断：糜烂性胃炎（考虑为非甾体类药物引起）。

治法：芳香化湿，佐以清热运脾。

方药：三仁汤化裁。杏仁10g，薏苡仁12g，白蔻仁10g，厚朴10g，木通10g，竹叶10g，藿香10g，佩兰12g，黄连10g，清半夏10g，栀子10g，甘草6g。3剂，水煎服，每日1剂。

复诊：2003年8月22日。发热已退，恶心呕吐消失，仍感脘痞纳呆，大便干结，神疲乏力，舌质红苔腻，脉滑。上方去藿香、佩兰，加莱菔子15g、大黄炭10g、车前子15g。处方：杏仁10g，薏苡仁12g，白蔻仁10g，厚朴10g，木通10g，竹叶10g，黄连10g，清半夏10g，栀子10g，甘草6g，莱菔子15g，大黄炭10g，车前子15g。5剂，水煎服，每日1剂。

5剂告愈。

按语：患者为外感湿邪，失于正治，致表邪未解，湿邪入里，困阻脾胃，郁而化热之证。治疗当以解表化湿、清热运脾为主，方中三仁汤化湿运脾，佐以藿香、佩兰芳香化湿解表，黄连、栀子清热燥湿，使表邪解，湿热祛，则诸症得解；复诊时表邪已解，唯湿热不除，故去藿香、佩兰，加莱菔子、大黄炭以降气泻火，车前子利尿祛湿，使邪有出路，使湿祛热清，气机通畅，则诸症自愈。

医案2

患者：某女，45岁。2003年9月9日初诊。

现病史：患者腹泻10余年今日来诊。曾多方医治，服四神丸、理中汤、痛泻要方等效欠佳。刻诊：晨起前必发腹痛，痛则即泻，泻后痛减，食后亦泻，大便溏薄，日4～5次，常因精神刺激或饮食不节而加重，伴嗳气脘痞，腹胀不适，口苦而黏，纳尚可，小便调，形体未见明显消瘦，舌质红苔白厚，脉滑。

中医诊断：泄泻（湿热困脾，脾失健运）。

西医诊断：肠易激综合征（腹泻型）。

治法：清热燥湿，健脾止泻。

方药：平胃散化裁。苍术10g，陈皮10g，厚朴10g，山药15g，黄连10g，云苓15g，白术10g，防风10g，栀子10g，白芍15g，甘草6g。7剂，水煎服，每日1剂。

复诊：2003年9月16日。药后诸症明显减轻，晨起泄泻消失，大便仍2～3次，黏滞不爽，纳可，舌质红苔焦白，脉滑有力。于上方中去山药，加麦芽12g、炒莱菔子15g、槟榔12g。5剂，水煎服，每日1剂。

再诊时患者告知诸症消失。舌质淡红，苔薄白，脉缓。给予参苓白术散调理月余而愈。

按语：患者即所谓五更泻，医家多从脾肾阳虚及肝气乘脾论治。腹泻是一种特殊症状，在辨证时不能以"五更泻"这一症状作为辨证依据，而应依患者某一阶段的症状群进行辨证，只有这样才能体现中医辨证的精髓所在。从本例来看，单纯依"五更泻"即认为是脾肾阳虚而施温肾健脾止泻之法，这是不符合辨证论治规律的。故本例从患者病机入手，辨证为湿困脾胃。治以化湿健脾止泻，以平胃散为基础进行化裁。方中主药苍术辛香苦温，燥湿健脾；辅以厚朴行气燥湿除满，山药与白芍联用可健脾缓急止泻；佐以陈皮行气和胃，姜、枣和胃益脾；使以甘草调和药性。诸药合用，重在燥湿运脾，兼能和胃止泻。对于以特殊症

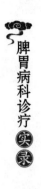

状命名的病证，还应四诊和参，辨证求因，进而审因论治，达到治病求本之目的。只有辨证论治，才能取得较好的临床疗效。

医案3

患者：女，65岁，农民。2005年3月9日初诊。

主诉：纳呆脘痞6年，加重2个月。

现病史：患者于6年前无明显诱因出现纳呆、脘痞，曾先后多方求治，行胃镜、B超等检查，诊断为"慢性浅表性胃炎"，给予抗Hp、抑酸及胃动力药，效果不显，后复服中药200余剂无效。现仍感胃脘痞满，进食后更甚，纳呆厌食，每于生气或进油腻之物而加重，伴有嗳腐酸臭、口干口臭、口苦乏味、大便干，3～4日1次，甚则7～8日1行，小便黄赤，舌质暗红，苔黄厚而腻，脉弦滑。查体见上腹部轻压痛，肝脾不大，墨菲征（－）。胃镜提示浅表性胃炎；Hp试验（＋）。

中医诊断：痞满（湿热中阻）。

西医诊断：功能性消化不良。

治法：清热化湿，健胃和中。

方药：平胃散合泻心汤（注：该泻心汤为《太平圣惠方》所载）加味。苍术10g，半夏10g，厚朴10g，枳实10g，黄连10g，黄芩12g，大黄10g，槟榔15g，莱菔子15g，青皮10g，佛手10g，甘草6g。7剂，水煎服，每日1剂。

复诊：2005年3月16日。大便通畅，脘痞减轻。舌苔转薄，脉滑。上方去大黄继服7剂。

诸症明显减轻，后以上方随症加减治疗1个月，于2005年4月28日复查胃镜示浅表性胃炎，Hp（－）。至今未再复发。

按语：治疗慢性胃炎时，常以清热化湿之法，湿热中阻是其常见的病理机制，应用平胃散治疗此类病证，常收到良好效果。平胃散可燥湿运脾，行气和胃，方中主药苍术辛香苦温，燥湿健脾；辅以厚朴行气燥湿除满；佐以陈皮行气和胃，姜、枣和胃益脾；使以甘草调和药性，诸药合用，重在燥湿运脾，兼能行气除满和胃。《太平圣惠方》之泻心汤为平调寒热、和中除痞的代表方，由半夏、人参、木通、炙甘草、大黄、黄芩、生姜、红枣构成，功能清热泻火，补气和中。两方合用共奏清热化湿、和中除痞之功。西医认为Hp感染是慢性胃炎的主要致病因素。而现代研究表明，Hp感染与脾胃湿热有关，据报道黄连、黄芩、槟榔、大黄等有抗Hp作用，而行气导滞药又有加强胃蠕动作用，这对消除胃黏膜炎症，改善临床症状起到了至关重要的作用。

医案4

患者：某男，72岁，已退休。2005年10月9日初诊。

主诉：胃脘部隐痛反复发作20余年，加重1年余。

现病史：患者于20余年前出现胃脘部疼痛不适，后被诊断为"慢性肥厚性胃炎"，服用多种中西药物（具体不详），病情时轻时重。1年前加重。刻诊：脘腹隐痛，时有痞满，喜温喜按，得冷则重，纳呆乏力，口淡乏味，大便溏薄，3～5日1次，舌质暗红有瘀斑，苔白略厚，脉沉。胃镜见：胃窦部黏膜红白相兼，以白为主，透见血管网，黏膜表面可见颗粒状隆起。病理示萎缩性胃炎，肠上皮化生。

中医诊断：胃脘痛（脾胃虚寒，寒湿困脾，兼瘀血阻络）。

西医诊断：慢性萎缩性胃炎。

治法：温阳健脾，化湿通络。

方药：黄芪建中汤加味。黄芪15g，桂枝10g，白芍15g，甘草10g，延胡索10g，砂仁6g，苍术10g，厚朴10g，丹参15g，焦山楂12g，蒲黄10g（包煎），五灵脂6g。15剂，水煎服，每日1剂。

复诊：2005年10月24日。服上方后疼痛渐轻。仍纳呆脘痞，多食则饱胀，口淡乏味，大便溏，舌暗红苔厚，脉沉。于上方中加白术、茯苓、陈皮。处方：黄芪15g，桂枝10g，白芍15g，甘草10g，延胡索10g，砂仁6g，苍术10g，厚朴10g，丹参15g，焦山楂12g，蒲黄10g（包煎），五灵脂6g，茯苓12g，白术12g，陈皮10g。30剂，水煎服，每日1剂。

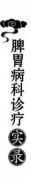

1个月后疼痛消失，食欲增加。后以上方随症加减，治疗近半年，病情稳定，观察至今病情无反复。

按语：萎缩性胃炎多从阴虚论治，而本例为脾胃虚寒，水湿困脾，致使缠绵难愈，久病入络，瘀血阻滞。故其治当以温中健脾、化湿通络为主。方中黄芪建中汤甘温健脾，苍术、厚朴、砂仁以化湿醒脾和胃，丹参、蒲黄、五灵脂活血通络，使脾阳得温，水湿得化，瘀血得祛，则病自愈。

总之，无论外湿、内湿，都与脾之运化失职关系密切。而大多脾胃病与湿有关。究其成因，或外感六淫之湿邪，湿从其类，困阻脾土；或饮食不节，恣嗜冷饮，辛辣醇酒厚味；或七情内伤，劳逸过度，久病重病，用药不当，素体脾虚等，损伤脾胃，健运失职，湿浊内生，进而阻碍气机运行而变生诸病，诸如呕吐、泄泻、胃痛、痞满、嘈杂、反酸、积聚、痢疾、呕血、便血、黄疸、鼓胀、反胃、呃逆等均与湿浊有关。湿浊即生，或寒化而困脾，或热化而中阻，或寒热错杂交阻脾胃；或寒湿困脾，久则损伤脾阳致脾胃湿寒；或湿热中阻，久则耗气伤阴而成虚实夹杂之证；亦可阻碍气机，久则脉络瘀阻；或聚湿生痰变生他病。临证时，应首辨寒与热，次辨虚与实，再辨兼杂。在治法上，根据湿之寒热，脾之虚实之别而分别采用清热燥湿、温化寒湿，或健脾祛湿，或芳香化湿醒脾等治法。临床常用祛湿药有：苍术、厚朴、藿香、佩兰、白蔻、茯苓、白术、黄连、黄芩、栀子、清半夏、黄柏、薏苡仁、泽泻、车前子、砂仁、滑石、茵陈、虎杖、金钱草、龙胆草、苦参、秦皮、猪苓、桂枝、白扁豆等。常用方剂：平胃散、陈平汤、白头翁汤、茵陈蒿汤等。在治疗原则上应根据辨证，分清主次，辨明标本，采用"急则治标，缓则治本"之法；或以祛湿为主；或以治本为主，佐以除湿；或祛湿之中，畅通气机，活血通络，益气养阴，温阳散寒；或温阳健脾之中佐温化寒湿；或在祛湿之中佐以行气消导，活血通络；或在行气消导、活血通络之中，佐以祛湿。然祛湿之品，多为芳香苦温或苦寒之剂，过用则易败胃伤阴，或耗气伤阳，在治疗过程中应中病即止，以防变生他病；湿邪致病，往往缠绵难愈，故在治疗时不应贪求急功，对于湿热兼有阴虚者，更应考虑孰轻孰重，而分别治之。

3. 治胃病莫忘消导

历代医家诊治疾病，都十分重视胃气，常把"保胃气"作为重要的治疗原则。故《景岳全书·杂证谟·脾胃》说："凡欲察病者，必须先察胃气；凡欲治病者，必须常顾胃气。胃气无损，诸可无虑。"既然胃气十分重要，那么胃之有病，首当其冲的必然是胃的受纳受到影响、腐熟水谷之功能。故在临床上治胃病莫忘消导。

医案1

患者：某男，36岁。2005年4月6日初诊。

主诉：嗳腐吞酸反复发作3年，复发3个月余。

现病史：患者于3年前因饮酒后复进大量食物，于翌日出现嗳腐吞酸、烧心嘈杂、脘腹痞满，后经治疗病情虽有缓解，但经常反复。3个月余前复发，服泮托拉唑及吗丁啉（多潘立酮片）可使症状缓解，但停药后诸症又现。刻诊：嗳腐吞酸，食后益甚，夜寝后常因吞酸烧心而惊醒，进食稍烫饮食即感胸骨后灼热，伴嗳腐酸臭，脘痞腹胀，纳呆，得冷饮则舒，口黏腻不爽，二便调，舌质红苔厚腻，脉滑。胃镜示：食管下段见条索状糜烂；贲门黏膜皱襞水肿；胃窦部黏膜红白相兼，以红为主。

中医诊断：反酸（食滞胃脘，久郁化热，胃气上逆）。

西医诊断：胃食管反流病，慢性浅表性胃炎。

治法：消食导滞，清热降逆。

方药：保和丸化裁。焦山楂15g，神曲12g，莱菔子15g，栀子6g，连翘10g，陈皮10g，半夏10g，黄连6g，吴茱萸3g，枳实10g。5剂，水煎服，每日1剂。

复诊：2005年4月11日。药后诸症略减，舌脉同前，药已中的，唯病重药轻，随于上方加木香、槟榔。处方：焦山楂15g，神曲12g，莱菔子

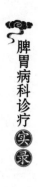

15g，栀子6g，连翘10g，陈皮10g，半夏10g，黄连6g，吴茱萸3g，枳实10g，木香10g，槟榔15g。5剂，水煎服，每日1剂。

三诊：2005年4月16日。时诸病减半，舌苔转薄。遵效不更方，以上方连服10剂。

四诊：2005年4月26日。诸症消失。后以香砂六君子汤随症加减治疗月余告愈。随访1年未有反复。

按语：本案属中医之"反酸"，历代医家多从"肝"而论，我们认为其基本病机是胃气上逆。在临证时应详辨导致胃气上逆之因。本例乃饮食积滞，久积化火，食火拢胃致气逆于上。故其治以消食化滞、和胃降逆为主。方用保和丸化裁，方证相合，故能收良好效果。

医案2

患者：某男，56岁。2004年8月6日初诊。

主诉：咳嗽，痰中带血，消瘦半年，厌食月余。

现病史：患者于半年前无明显原因出现阵发性刺激性干咳，伴痰中带血，消瘦，后被诊为"肺癌"伴纵隔淋巴结转移。遂在省某医院进行放、化疗。月余前在行放疗时突然出现厌食，后虽给予"吗丁啉（多潘立酮片）、胃复安（甲氧氯普胺片）"等胃动力药，但效果不显。现仍极度厌食，恶闻食臭，恶心欲吐，胃脘痞满，稍食诸症即甚，嗳腐食臭，伴神疲乏力，四肢倦怠，动则气短心悸，咳吐白色黏痰，量多易咯，时带血丝，形体消瘦，面色暗，四肢水肿，大便4～5日未行，舌质暗淡，舌体胖大，苔厚腻，脉沉。

中医诊断：胃痞。

西医诊断：肺癌放疗后。

中医辨证：放疗暴伤脾胃，致脾失健运，胃不受纳。不及正治，必致胃气衰败。虽有痰瘀阻肺，肺络损伤之证，但仍以脾胃病变为急。故其治当以固护脾胃为先。

治法：益气健脾，祛痰化浊。

方药：香砂六君子汤加减。人参10g，白术10g，茯苓12g，半夏曲12g，厚朴10g，黄芪15g，炒麦芽12g，炒谷芽12g，陈皮10g，砂仁6g，浙贝母10g，三七10g，仙鹤草15g，甘草6g。3剂，水煎服，每日1剂。

复诊：2004年8月9日。感脘腹胀满较前为重，且服药后出现呕吐，重审其证，虽有脾胃虚弱，但虚不受补，又兼有湿浊，食积，遂予以行气化湿、消食化积以调理脾胃，于上方中去黄芪、人参，加枳实、槟榔、生姜子为引。处方：白术10g，茯苓12g，半夏曲12g，厚朴10g，炒麦芽12g，炒谷芽12g，陈皮10g，砂仁6g，浙贝母10g，三七10g，仙鹤草15g，枳实12g，槟榔12g，生姜子3片，甘草6g。5剂，水煎服，每日1剂。

三诊：2004年8月14日。患者已欲进食，恶心欲吐消失，但食后仍感胀满嗳腐，舌苔转薄，脉沉。恐久用消导而耗气，故于上方中加人参。处方：人参6g，白术10g，茯苓12g，半夏曲12g，厚朴10g，炒麦芽12g，炒谷芽12g，陈皮10g，砂仁6g，浙贝10g，三七10g，仙鹤草15g，枳实12g，槟榔12g，生姜子3片，甘草6g。5剂，水煎服，每日1剂。

再进5剂后，脾胃症状已减大半，后随证治疗2个月余，病情稳定。

按语：本例病因明确，乃放疗所致。脾胃暴伤，胃不受纳，脾不健运，湿食交滞，虚实夹杂。首诊给予参芪反现呕吐，说明补之太早，后予化湿消导，使湿祛食消，则脾能健运，胃能受纳，故诸症暂缓。目前由放化疗所致的恶心呕吐，厌食者日益增多，部分患者经久不愈，严重影响患者生活质量及抗肿瘤的继续治疗。我们在诊治这一类病证时，常在健脾和胃、祛湿理气、降逆和胃的基础上加用消食化积之品，如麦芽、神曲等以促进胃的受纳水谷之功，从而有助于癌病的康复。

医案3

患者：某男，40岁。2004年3月7日初诊。

主诉：呃逆5天。

现病史：患者于5天前因饮食生冷过多而致呃逆，未经诊治，几天来

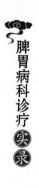

呃逆不止，稍进过冷或过热食物即诱发，呃呃有声，气逆而出，不能自止，伴上腹不适，纳食欠佳，大便秘结，3～4日1次，黏滞不爽，舌质淡红苔垢，脉沉有力。

中医诊断：呃逆（饮食积滞，腑气不通）。

治法：通腑降气，消食化积。

方药：厚朴三物汤合六磨汤加减。大黄12g，枳实10g，厚朴10g，槟榔12g，炒莱菔子15g，丁香3g，柿蒂6g，沉香6g。3剂，水煎服，每日1剂。

3剂呃逆即止。后以六君子汤加沉香6g、焦三仙各12g调理而愈。

按语：呃逆之病位在膈，病变的关键脏腑在胃，与肝、脾、肺、肾有一定相关性。基本病机是胃失和降，膈间气机不利，胃气上逆动膈。基本治疗原则为理气和胃降逆。本案中患者因饮食生冷后出现呃逆，且进食后易发，纳食不佳，大便秘结，舌质淡红有苔垢，脉沉实有力，综合上述因素考虑为饮食积滞、腑气不通。方药投以厚朴三物汤合六磨汤加减：大黄破积消滞、荡涤肠腑、安和五脏是为君药；枳实、厚朴、槟榔、莱菔子为臣药，共奏行气导滞之功；丁香、沉香、柿蒂、莱菔子四药合用可理气降逆，是为佐药。全方通腑降气，消食导滞，药证相应，方药得当，故可药到病除。

医案4

患者：某女，41岁，农民。2005年6月6日初诊。

主诉：厌食2年余，加重4个月。

现病史：患者于2年前因长期忧思致厌食，曾先后在省市多家医院诊治，诊为"慢性浅表性胃炎、神经性厌食"等，先后服用抑酸、胃动力药、胃黏膜保护剂及抗Hp等治疗无效。于4个月前复因情志刺激而加重。刻诊：纳呆厌食，恶闻食臭，每顿饭只能进食1/4个馒头，稍多则反胃呕吐，或不吐则上腹饱胀难忍，伴嗳气吞腐、口苦口臭、心烦失眠、健忘多梦、五心烦热、神疲乏力。舌淡红苔少，脉细数。

中医诊断：百合病（心肺阴虚内热，扰乱心神，兼饮食积滞，胃不受纳）。

西医诊断：神经性厌食。

治法：清心润肺，养心安神，佐以消积化食。

方药：百合地黄汤加减。百合15g，生地15g，知母12g，天冬10g，炒麦芽12g，枳壳10g，神曲12g，佛手10g，炒莱菔子15g，合欢花10g，炒枣仁15g，黄连4g。20剂，水煎服，每日1剂。

复诊：2005年6月26日。心烦失眠好转，纳食渐增，五心烦热除，大便不干，小便微黄，仍有早饱，嗳气，舌红苔厚有津，脉细。后随证加减，再治疗调理1个月后诸症皆除，体重增加4kg。

按语：百合病乃心肺阴虚内热的疾病，由于心主血脉，肺朝百脉，故心肺正常，则气血条达，百脉皆得其养，反之则百脉俱受其累，证候百出。其"意欲食，复不能食""或有不用闻食臭时"是为心肺虚热影响胃腑所致。而本例恶闻食臭、厌食纳呆等症除与"百脉一宗"有关外，主要是饮食积滞所致，从其嗳腐口臭、上腹饱胀、苔厚等表现可以明辨。故其治在养心润肺同时应佐消食化积，只有如此，才能使药证相符，病才能愈。

消食化积之法，在临床上：一是用于饮食积滞；二是用于其他病证过程中出现的纳呆食少、脘腹痞满等，或通过消食化积而有助于病情恢复的病证。至于饮食停滞，应当分清虚实主次，兼杂后而分别采用消食和胃、健脾消食，或佐以清热，或温中，或佐祛湿，或佐通腑，或佐行气等法而随证治之。常用的方剂有保和丸、健脾丸、枳术丸、五磨饮子、枳实导滞丸等。常用的药物有麦芽、神曲、鸡内金、山楂、槟榔、莪术、莱菔子、沉香、枳实、青皮等。据报道，消食化积药物具有促进或调节胃肠道蠕动的作用，能促进消化吸收。需注意的是，若病势急重，非攻不去者，投以消食化积剂，则病重药轻，其疾难瘳。对于积滞日久，伴有脾胃虚弱者要配伍扶正健脾之药，组成消补兼施之剂。对于积滞较甚而正气不虚者，可与下法结合使用，增强消食作用。消食剂

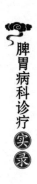

的性质虽较泻下剂缓和，但属于克伐之剂，用之太过易耗伤正气，故纯虚无实者禁用。

二、论百病生于气

《素问·举痛论》载："百病生于气也，怒则气上，喜则气缓，悲则气消，恐则气下，寒则气收，炅则气泄，惊则气乱，劳则气耗，思则气结。"是对人体疾病病因病机及发病的高度概括，对中医临床实践起到了极其重要的指导意义。

（一）气的概念及生理

古代唯物主义哲学家认为"气"是世界的物质本原。东汉王充《论衡·自然》谓："天地合气，万物自生。"北宋张载《正蒙·太和》认为："太虚不能无气，气不能不聚而为万物。"南宋朱熹《朱文公文集·卷五十八》认为："天地之间有理有气。理也者，形而上之道也，生物之本也；气也者，形而下之器也，生物之具也。"《朱子语类·卷一》谓："未有天地之先，毕竟也只是理……有理便有气，流行发育万物。"《内经》继承和发展了这一学说，并将其应用到医学中来解释人的生理、病理现象。在《内经》中气的概念是相当广泛的，包含了天、地、人、万物之气，正如《素问·六微旨大论》曰："言天者求之本，言地者求之位，言人者求之气交。帝曰：何谓气交？岐伯曰：上下之位，气交之中，人之居也。""天枢之上，天气主之；天枢之下，地气主之；气交之分，人气从之，万物由之。"

1. 天地之气

天地之气即自然界之气。人及万物是天地之气所生，天地之气为人及万物的生长发育提供必需的物质条件。《素问·宝命全形论》曰："人以天地之气生""天地合气，命之曰人。"《灵枢·本神》亦云："天之在我者德也，地之在我者气也，德流气薄而生者也。"《素问·天元纪大论》曰："在天为气，在地成形，形气相感而化生万物矣。"《素问·宝命全形论》说："天覆地载，万物悉备，莫贵于人，人以天地之气生，四时之法成"，即指出人及"万物"是"天地之气"的产物。

《内经》将天地之气归纳为六气，《素问·五运行大论》曰："大气举之也。燥以干之，暑以蒸之，风以动之，湿以润之，寒以坚之，火以温之。"天地之气的运动形式不外升降浮沉，而风寒暑湿燥火是其具体体现。

由于天地之气的运动，从而产生了四时季节的变化。六气及四时之气既是自然界正常的气候变化，也是人类生长壮老已所必需的，正如《素问·六元正纪大论》所云："故春气始于下，秋气始于上，夏气始于中，冬气始于标。春气始于左，秋气始于右，冬气始于后，夏气始于前。此四时正化之常。"《素问·四气调神大论》曰："夫四时阴阳者，万物之根本也。"人与万物，生于天地气交之中，人气从之则生长壮老已，万物从之则生长化收藏。

天地之气为人及万物提供必需的物质条件。天地之气不仅化生人及万物，更充养着人及万物。《素问·六节脏象论》曰："帝曰：善。余闻气合而有形，因变以正名，天地之运，阴阳之化，其于万物……天食人以五气，地食人以五味。五气入鼻，藏于心肺，上使五色修明，音声能彰。五味入口，藏于肠胃，味有所藏，以养五气。气和而生，津液相成，神乃自生。"可见天地之气是生物赖以生存的必然条件。若天不能食人以五气，地不能食人以五味，则人自然不能生存；若六气太过与不及，即可引起人体发病。正如张仲景所云："夫人禀五常，因风气而生长，风气虽能生万物，亦能害万物，如水能浮舟，亦能覆舟。"

总之，天地之气是人体生长发育的必要条件，人体脏腑组织器官的功能也必须依靠天之五气、地之五味的充养。故天地之气的变化，势必影响人体的变化，这正是"百病生于气"的自然学基础。

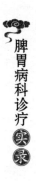

2. 人身之气

气在人者是谓人身之气。中医认为气是构成人体和维持人体生命活动的最基本物质。因其生成、运行部位及功能的不同而又有元气、宗气、营气、卫气、脏腑经络之气等之分。气具有推动、温煦、防御、固摄、营养、气化等作用。正如《灵枢·决气》所云："何谓气？岐伯曰：上焦开发，宣五谷味，熏肤、充身、泽毛，若雾露之溉，是谓气。"

气之为用，无所不至，气总是变化的，"升降出入"是气运动的基本形式。《素问·六微旨大论》说："升降出入，无器不有"，就说明气的升降出入是机体维持生命活动的基本过程，人体脏腑经络、组织器官都在进行着升降出入的活动，脏腑经络、组织器官功能活动是气的升降出入表现。而喜怒忧思悲惊恐七情则是脏腑功能的具体体现，《素问·天元纪大论》曰："天有五行御五位，以生寒暑燥湿风。人有五脏化五气，以生喜怒思忧恐。"喜怒思忧恐又调节影响着气机的运行。

另外，中医认为，人体的健康必须依靠正气的保护。所谓正气是指："人体的功能活动（包括脏腑、经络、气血等功能）和抗病、康复能力，简称'正'。"正气的盛衰是疾病发生与否的关键。

总之，气在人体生理过程中是必不可少的，只有气的升降有序，正气才能旺盛，人才能进行生长壮老已的生理过程，疾病所以无从发生也。如《素问·六微旨大论》所云："非出入则无以生长壮老已"。这正是"百病生于气"的生理学基础。

（二）病因病机

中医认为，所谓病因就是破坏人体相对平衡状态而引起疾病的原因。中医认识病因，除了解可能作为致病因素的客观条件，主要是以病证的临床表现为依据，通过分析疾病的症状、体征来推求病因，为治疗用药提供依据，这种方法称为"辨证求因"。病因包括六淫、疫疠、七情、饮食、劳倦、外伤，以及痰饮、瘀血、结石等。所谓病机就是疾病发生、发展、变化的机制，包括病性、病位、病势、脏腑气血虚实变化及其预后等。

1. 病因

从"百病生于气"，结合《灵枢·百病始生》中曰："夫百病之始生也，皆生于风雨寒暑，清湿喜怒"及历代医家的论述来看，导致疾病发生的原因不外内伤七情、外感六淫及饮食劳逸、痰饮、瘀血、水气等；从病因学角度来看，不论外感、内伤均称为"邪气"：外感六淫由天地四时之气"有未至而至，有至而不至，有至而不去，有至而太过"而来；内伤七情由"人有五脏化五气，以生喜怒思忧恐"之太过与不及而来。正如张介宾所云："气之在人，和则为正气，不和则为邪气。凡表里虚实，逆顺缓急，无不因气而至。故百病生于气也。"这正是"百病生于气"的病因学基础。

2. 发病与病机

"百病生于气"思想的中心内涵是发病与病机。

（1）发病：中医认为，疾病的发生和变化，虽然错综复杂，但总其大要，不外关系到人体本身的正气和邪气两个方面。其中正气是决定发病的内在因素，邪气是发病的重要条件。在发病过程中，正气起到了至关重要的作用。邪气之所以侵袭人体而发病，是因为正气虚弱，抗邪无力。正气不足是疾病发生的内在根据，居于主导地位。若人体脏腑功能正常，正气旺盛，气血阴阳协调平衡，即所谓"阴平阳秘"，六淫难以外侵，病邪难以内生，人就不会发病。即使发病，其病情亦轻，病位亦浅、病程亦短、预后亦好。故《素问遗篇·刺法论》说："正气存内，邪不可干。"人体脏腑功能紊乱，正气虚弱，气血阴阳失调，外邪即可乘虚而外入，病邪亦可因虚而内生，就可导致疾病的发生，其病情亦重，病位亦深、病程亦长、预后亦差。故《素问·评热病论》说："邪之所凑，其气必虚。"《灵枢·口问》说："故邪之所在，皆为不足。"《灵枢·百病始生》也说："风雨寒热不得虚，邪不能独伤人。

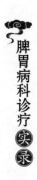

卒然逢疾风暴雨而不病者，盖无虚，故邪不能独伤人。此必因虚邪之风，与其身形，两虚相得，乃客其形。两实相逢，众人肉坚，其中于虚邪也因于天时，与其身形，参以虚实，大病乃成。"所以说，正气不足是疾病发生的内在根据。这正是百病生于气的发病学基础。

（2）病机：中医认为，疾病的发生、发展与变化与患病机体的体质强弱和致病邪气的性质密切相关，病邪作用于人体，机体的正气必然奋起抗邪，从而形成正邪相争，破坏了人体阴阳的相对平衡，或使脏腑、经络的功能失调，或使气血功能紊乱，从而产生全身或局部的多种多样的病理变化。正气的抗邪、阴阳之气的平衡、脏腑经络的功能、气血津液的化生运行等等均离不开气机的调畅。由此可见，气机失调，升降出入失序是各种疾病的病机关键。正如《景岳全书·卷之三十六天集·杂证谟·诸气》所云："夫百病皆生于气，正以气之为用，无所不至，一有不调，则无所不病。故其在外则有六气之侵，在内则有九气之乱。而凡病之为虚为实，为热为寒，至其变态，莫可名状。欲求其本，则止一气字足以尽之。"《读书随笔》中亦云："内伤之病，多病于升降，以升降主里也，外感之病，多病于出入，以出入主外也""升降之病极，则亦累及出入矣；出入之病极，也累及升降矣。故饮食之伤，亦发寒热，风寒之感，亦形喘喝，此病机之大路也。"此"百病生于气"思想的中心内涵也。

（三）"百病生于气"在脾胃病治疗中的运用

如前所述，"百病生于气"其理已明也。盖调气治疗"百病"亦在情理之中。然调理气机并非独自行气，正如张景岳所云："夫所谓调者，调其不调之谓也。凡气有不正，皆赖调和。如邪气在表，散即调也；邪气在里，行即调也；实邪壅滞，泻即调也；虚羸困惫，补即调也。由是类推，则凡寒之、热之，温之、清之，升之、降之，抑之、举之、发之、达之，劫之、夺之，坚之，削之，泄之、利之，润之、燥之、收之、涩之，缓之、峻之，和之、安之。正者，正之。假者，反之。必清必静，各安其气，则无病不除。是皆调气之大法也。"

中医认为：脾胃同居中焦，为气机升降之枢纽，各脏腑皆随脾胃之气而升降，《读医随笔·升降出入论》说："心肺阳也，随胃气而右降，降则化为阴；肝肾阴也，随脾气而左升，升则化为阳。"脾胃属土，为"气血生化之源""后天之本"。《内经·五脏别论》曰："胃者，水谷之海，六腑之大源也。"李中梓在《医宗必读》中说："一有此身，必资谷气，谷入于胃，洒陈于六腑而气至，和调于五脏而血生，而人资之以为生者也，故曰后天之本在脾。"脾胃在人体生理及气的化生、运行过程中发挥着独特的作用，只有脾胃气机升降有序，运化水谷精微功能旺盛，气血才有化生之源，人体才能健康生存，故《素问·平人气象论》曰："平人之常气禀于胃，胃者，平人之常气也。人无胃气曰逆，逆者死。"李东垣在《脾胃论·大肠小肠五脏皆属于胃　胃虚则俱病论》中说："胃虚则五脏、六腑、十二经、十五络、四肢皆不得营运之气，而百病生焉。"柯韵伯曰："盖人在气交之中。因气而生。而生气总以胃气为本……一息不运，便有积聚，或胀满不食，或生痰留饮，因而肌肉消瘦，喘咳呕哕，诸症蜂起，而神机化绝矣。"由此可见，顾护脾胃在治病、防病和养生方面有着重要意义。历代医家也十分重视脾胃，在临证处方用药时常把"顾护胃气"作为重要的治疗原则。故《景岳全书·杂证谟·脾胃》说："凡欲察病者，必须先察胃气；凡欲治病者，必须常顾胃气。胃气无损，诸可无虑。"

就脾胃病而言，亦属"百病"之中，其病因虽然复杂，但总不外外感六淫、内伤七情、饮食劳倦及痰饮、瘀血等邪气；其病机虽然多变，但总不外升降失调、运化失司。故调理气机是治疗脾胃病的重要法则。诸如补中益气汤之补中益气，升阳举陷；半夏泻心汤之辛开苦降、和胃降逆；旋覆代赭石汤之理气化痰降逆；竹叶石膏汤之清热生津，益气和胃；木香槟榔丸之行气导滞，攻积泄热；枳术丸之健脾消食，行气化湿；大承气汤之峻下热结；三仁汤之清利湿热，宣畅气机；葛根芩连汤清泄里热，解肌散邪；理中汤之温中祛寒，补气健脾等，均具体体现了

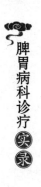

"百病生于气"在临证处方用药中的指导作用。

刘红书在临床实践中，以"百病生于气"为指导，采用"和胃降逆法"为主治疗胃食管反流病也取得了满意疗效。笔者认为胃食管反流病的病机关键在于胃气不和、浊气上逆、挟胃肠津液浸淫食管，在治疗上，应根据"寒者热之""热者寒之""虚者补之""实者泄之"之大法，分别采用温中散寒、清热养阴、扶正祛邪，使寒、热、湿、痰等诸邪得祛，食积得消，气郁得行，正虚得补则脾胃自健，气机条达，升降自如，其证自愈也。

（四）结语

总之，"百病生于气"不仅提出在病因上与"邪气"有关，更重要的是指出气机逆乱是"百病"病机的内涵，进而提示调理气机为治百病的通用法则，在中医临床实践中具有广泛普遍的指导意义。

参考文献

[1]范永升，张再良，李敬孝，等.金匮要略[M].北京：中国中医药出版社，2007，1-13.

[2]印会河，张伯讷，张珍玉，等.中医基础理论[M].上海：上海科学技术出版社，1984，102-107.

[3]范永升，张再良，李敬孝，等.金匮要略[M].北京：中国中医药出版社，2007，1-15.

三、论胃食管反流病诊治

胃内容物（包括十二指肠液）反流入食管产生症状或并发症时，称为胃食管反流病（gastro-esophageal reflux disease，GERD）。其主要症状为反流、烧心。根据内镜下有无食管黏膜损害将GERD分为反流性食管炎（RE）和内镜阴性GERD，并可出现食管良性狭窄、溃疡及巴雷特食管（Barrett esophagus，BE）等并发症。一般将GERD分为非糜烂性食管炎（NERD）和糜烂性食管炎（EE），EE可进一步发展为BE。其发病率较高，并有逐年上升之势，病程较长，易于复发，严重影响着人类的健康与生活质量。中医历代医家对此类病证颇为重视，亦多有论述，并创制了许多行之有效的治疗方法，至今仍指导着临床实践。现根据历史文献，结合现代临床研究及刘红书临床实践体会，对本病的辨证论治进行初步探讨。

（一）胃食管反流病临证溯源

中医虽无胃食管反流病之名，根据其临床表现，当属中医"吐酸""嘈杂""胃痛""胸痛""梅核气"和"噎膈"等范畴。

早在《内经》就有"诸呕吐酸，暴注下迫，皆属于热。"又谓"少阳之胜，热客于胃，烦心心痛，目赤欲呕，呕酸善饥"（《素问·至真要大论》）之论述。认为胃内有热，即可蕴热酿酸。

隋代巢元方《诸病源候论·噫醋候》中曰："噫醋者，由上焦有停痰，脾胃有宿冷，故不能消谷，谷不消则胀满而气逆，所以好噫而吞酸，气息醋臭。"可见巢元方认为上焦有停痰，脾胃有宿冷是不能消谷之因；谷不消是胀满之由，由胀满而致气逆，气逆乃吐酸之基本病机。

金元时期刘完素《素问玄机原病式·六气为病·吐酸》中曰："酸者，肝木之味也，有火盛制金，不能平木，则肝木自甚，故为酸也。"主张因火致酸。而李东垣则强调"吐酸者，甚者酸水浸其心……以辛热疗之必减……杂病醋心，浊气不降，欲为中满，寒药岂能治呼？"李氏认为因寒作酸。朱丹溪则认为"吐酸是吐出酸水如醋，平时津液，随上升之气郁积而久，湿中生热，故从火化，遂作酸味，非热而何？其有郁积之久，不能自涌而出，伏于肺胃之间，咯不得上，咽不得下，肌表得风寒则内热愈郁，而酸吐刺心，肌表温暖，腠理开发，或得香热汤丸，津液得行，亦可暂解，非寒而何？素问言热，言其本也；东垣言寒，言其末也。"（《程杏轩医述·吞酸》引李东垣语）可见丹溪贯通了刘完

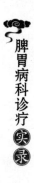

素、李东垣之说。《丹溪心法·吞酸》又云："吞酸者，湿热郁积于肝而出，伏于肺胃之间，必用食菜蔬自养。"并首提嘈杂一病，《丹溪心法·嘈杂》曰："嘈杂：是痰因火动，治痰为先……食郁有热……肥人嘈杂。"

明代王肯堂《证治准绳·嘈杂》曰："嘈杂与吞酸一类，皆由肺受火伤，不能平木，木挟相火乘肺，则脾冲和之气索矣；谷之精微不行，浊液攒聚为痰为饮，其痰亦或从火木之成化酸，肝木动摇中土，故中土扰扰不宁而为嘈杂如饥状，每求食以自救……盖土虚不禁木所摇，故治法必当补土伐木……"

张景岳提出辨治吐酸"当辨虚实之微甚，年力之盛衰，实者可治其标，虚者必治其本"（《景岳全书·吞酸》）。其《景岳全书·嘈杂》对嘈杂的临床表现、成因、辨治也进行了详细的论述："嘈杂一证，或作或止，其为病也，则腹中空空，若无一物，似饥非饥，似辣非辣，似痛非痛，而胸膈懊憹，莫可名状，或得食而暂止，或食已而复嘈，或兼恶心，而渐见胃脘作痛。此证有火嘈，有痰嘈，有酸水浸心而嘈。大抵食已即饥，或虽食不饱者，火嘈也，宜兼清火。痰多气滞，似饥非饥，不喜食者，痰嘈也，宜兼化痰。酸水浸心而嘈者，戚戚膨膨，食少无味，此以脾气虚寒，水谷不化也，宜温胃健脾。又有误用消伐等药，以致脾胃亏损，血少嘈杂，中虚则烦杂不饥，脾弱则食不运化，此宜专养脾胃。总之，嘈杂一证，多由脾气不和，或受伤脾虚而然，所以治此者，不可不先顾脾气。然古人于此，悉以痰火论治，予恐专用寒凉，则胃气虚寒不健者，反以日甚，而渐至恶心、嗳气、反胃、噎膈之类，将由此而起矣。"

清代张璐《张氏医通》曰："若胃中湿气郁而成积，则湿中生热，从木化而为吐酸，久而不化，肝木日肆，胃土日衰，当平肝扶胃，逍遥散服左金丸；若宿食滞于中脘，平胃散加白豆蔻、藿香、砂仁、神曲。"理论精当。

综上所述，历代医家以《内经》为依据，结合各自的临床观察及实践，对吐酸、嘈杂等病证的主要临床表现、病因病机、治法方药、预后调护等都有详细的论述。并至今仍指导中医临床实践，值得我们继承并发挥。

近年来，现代医家在继承经典理论的基础上，对本病进行了深入广泛的研究。对GERD病因病机的认识与具体治法多有发挥，重视胃气上逆在GERD发病中的作用，治疗上重视和胃降逆。谢昌仁教授认为本病多由肝胆疏泄和脾胃运化失常，气机上逆所致，强调疏肝解郁、降气和胃为治逆之枢；清热化痰、行气通腑为治逆之要；益气健脾、化湿助运为治逆之本；扶正祛邪、行气化瘀为治逆之责。吴滇主任医师认为本病病机以肝胃不和，脾胃升降失调，胃气上逆，痰、气、火、食、瘀互结于食管为关键，故治疗的基本原则为和胃降逆，常以疏肝和胃、化痰开郁、泻火降逆、行气活血、清胃滋阴、益气健脾等为主要治法，在辨证论治的同时，常酌加旋覆花、代赭石、沉香、瓦楞子、乌贼骨等降逆制酸之品。承伯钢主任医师在治疗上强调"以气相求，复运气机"，把握"滞""虚"两端，以疏肝泄热、健脾和胃为基本治法，随症佐以通降、芳化、养阴、温中等药物。徐景藩教授认为其病机当属胃气上逆；强调临证需注意与润燥、升降、宣通等药物的配伍。袁红霞教授认为，脾胃虚弱为本病的发病基础，胃虚气逆为其病机关键，益气和胃为本病主要治则，同时审其虚实寒热、兼夹邪气，临证分为：胃虚兼少阳不和型、胃虚兼肝胃郁热型、胃虚兼痰热内扰型、胃虚兼痰瘀交阻型、胃虚兼寒热错杂型及胃虚兼胃阴不足型6种证型，以旋覆代赭汤合其他经方化裁。周福生教授认为本病病位在食管，实属胃病，病机为脾虚胃强。认为脾胃虚损、胃气上逆是其本，肝气郁滞、痰湿内阻是其发病及加重的关键。临证以行气降逆、健脾疏肝为其大法并注重气血并调。李乾构、王自立认为该病是以肝气郁结，横逆犯胃，脾胃虚损为本，胃火浊邪上逆为标。高祥华、李春婷认为木不疏土、肝胃不和是其因，诸因素致痰气瘀互结于食管，胃失通降。其本在于脾虚失运，脾虚肝郁，胃失和降，气逆于上。段国勋、庞龙、熊天琴等认为本病病因一

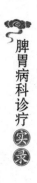

为饮食伤胃，二为肝气犯胃，三为脾胃本虚。病机是胃失和降、浊气上逆和痰气瘀阻胸膈。叶庆琏等认为其病因源于饮食不节，中焦郁热，湿浊中阻，胃失和降。病机为脾虚肝乘，中焦气机郁滞，胃气上逆。车宇光、陈敏娴认为其多因忧思郁怒、嗜酒食肥甘辛辣之品所致，其病位在食管，属胃气所主，又与肝脾密切相关，病机为瘀热气滞湿阻。周福生、许仕杰、陈楚玉等运用"气逆三脏"辨证论治胃食管反流病，认为湿热痰气瘀为主要病邪，其病在食管，属胃所主。胃失和降，胃气上逆，"肝-脾-肾"三脏失调是其基本病机。提出"肝-脾-肾"三脏分期用药：早期以疏肝理气，健脾益气，和胃降逆，制酸止痛论治；中期以疏肝泄热，消炎止痛，制酸降逆，滋阴润肺论治；后期以健脾疏肝，和胃降逆，活血化瘀论治。程秀玲认为本病其位在食管和胃脘，与肝胃脾关系密切，其发病以正虚为本，气郁、食滞、痰凝为标，久病可伤及气血经络和其他脏腑。临床可按气滞、胃热、胃寒辨证论治，以恢复脏腑功能，消除病因。

（二）病因病机

本证病位在食管（胸膈或肺胃之间），例如，朱丹溪就有"其有郁之久，不能自涌而出，伏于肺胃之间"之论；张景岳在《景岳全书·吞酸》中指出："此病在上脘最高之处……"叶天士《临证指南医案》中谈及噎膈病因时指出："气滞痰聚日拥（壅），清阳莫展，脘管窄隘，不能食物，噎膈渐至也。"此处所说的"脘管"，就是贲门与食管；再者《中医病症治法术语》将反流性食管炎命名为"食管瘅"，以上种种观点均说明其病在食管，而属胃所主。胃为水谷之海，与脾互为表里，一升一降，共司受纳、消化、转运和输布功能，而脾胃运化与肝疏泄、肺输布有关，故食管炎病位虽在食管，但病理机制与肝肺脾胃关系密切。其病因可为先天不足，或后天失养，或外邪内侵，或内伤七情，饮食不节，或劳逸过度，或久病大病，或手术外伤等均可发病。病机关键在于胃气上逆，挟胃肠浊液浸淫食管。正如李东垣所云："吐酸者，甚者酸水浸其心。"朱丹溪亦说："吐酸是吐出酸水如醋，平时津液，随上升之气郁积而久，湿中生热……"张景岳在《景岳全书·嘈杂》谈嘈杂分类时亦云"此证有火嘈，有痰嘈，有酸水浸心而嘈。"此处"平时津液"是指何物，我们不得而知，但"酸水浸其心""酸水浸心而嘈"不能简单地理解为症状表现，而应是一种病理现象。

1. 饮食失调

饮食不节，饥饱无常，食积不化，胃失和降，浊气上逆，损伤食管，"食郁者，嗳酸，腹饱不能食……"；过食肥甘厚味或醇酒辛辣，损伤脾胃，湿热内生，痰热内扰，胸膈郁塞，胃气不和而致吐酸、嘈杂；现今某些食品、药品、饮料等，诸如钙离子拮抗剂、硝酸盐制剂、避孕药、浓茶、咖啡、巧克力等也可引起胃气上逆而诱发本病。

2. 外邪犯胃

感受风寒湿热，困阻脾胃；或过食生冷，中阳受伤，寒邪直中脾胃，升降失职；或湿困脾胃，阻碍气机，进而郁而化热；或热邪犯胃，伤津耗气，胃失润降而成本证。

3. 七情内伤

肝主疏泄，忧郁恼怒，肝失条达，肝气郁结，或郁而化火，横逆犯胃，肝胃不和，气失顺降；或肝火灼伤胃阴，胃失润降，食管干涩；或因思虑伤脾，脾胃受损，中阳不足，痰浊内聚，升降失职。

4. 脾胃虚弱

劳倦内伤，年老体虚，久病不愈脾胃受损，食少运迟，气机不畅，形成吐酸、嘈杂。

5. 禀赋不足

先天不足；或后天失充，发育不良；或手术损伤等均可致胃气上逆，浊气挟胃肠浊液浸淫食管而发病。

总之，本病病因复杂，既有外感六淫，又有七情内伤；既有先天不足，又有后天失养；或因饮食不节，或因药食物刺激。然其基本病机

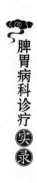

则是胃气上逆。其病理因素不外寒、热、湿、痰、食积、气滞及"平时津液"（包括胃酸、胆汁）。其发病以正气亏虚（脾胃虚弱）为本，以邪气炽盛为标。其病理变化本病日久不愈，损伤脾胃，化源不足，可致气、血、阴、阳亏虚；或久郁化火，灼伤津液，食管干涩；寒、热、湿、痰、食积、气滞日久，气血运行不畅，痰气瘀血互结，亦致BE，或致噎膈、翻胃之变。正如《证治汇补·吞酸》所言："吞酸，小疾也，然可暂不可久，久而不愈，为噎膈反胃之渐也。"或火伤脉络，而致吐血。浸淫咽喉及肺，亦致喉痹、哮喘之变。其证有寒有热、有实有虚，更有虚实夹杂。

（三）辅助检查

胃食管反流病目前临床常用的辅助诊断方法包括内镜检查、食管pH监测、食管测压、食管X线检查及食管滴酸试验等。

1. 内镜检查

内镜检查是诊断有黏膜破损的GERD的金标准，并能判断反流性食管炎的程度和有无并发症。结合活检病理学检查可与其他原因引起的食管炎和食管病变（如食管良、恶性肿瘤等）进行鉴别。对出现吞咽困难、吞咽痛、呼吸困难、黑粪、体重减轻等警报信号或有肿瘤家族史者，应首选胃镜检查。近年来放大内镜的使用为NERD的诊断提供了重要依据。

2. 食管pH监测

是判断有无酸反流的金标准，为有无食管内过度酸暴露提供客观证据。常用的观察指标有：pH<4的总百分比、pH<4的次数、持续5分钟以上的反流次数及最长反流时间等。

3. 食管测压

可测定LES压力、长度、松弛度、食管运动状态、食管体部压力及上食管括约肌功能等。

4. 食管X线检查

对GERD诊断的敏感性较低。反流性食管炎处于早期阶段或病变轻者，在X线上主要表现为食管运动功能的改变和黏膜的形态改变。

5. 食管滴酸试验

在滴酸过程中，出现胸骨后疼痛或烧灼感为试验阳性。

6. 组织病理学检查

病理组织学检查可以确定是否存在Barrett上皮、食管发育异常及食管癌。

（四）诊断与鉴别诊断

1. 诊断

胃食管反流病的诊断标准主要包括以下内容。

（1）反流症状：根据典型的烧心、反酸等反流症状可作出胃食管反流病的初步诊断。

（2）内镜检查：对于NERD，内镜的敏感度较低，但对于有警报症状或超过4周的PPI诊断性治疗无效的患者，必须行内镜检查。内镜检查是诊断有黏膜破损的GERD的金标准。

（3）食管pH监测：如有证据说明食管内有过度酸暴露，则诊断成立。

（4）质子泵抑制剂（PPI）试验治疗：如奥美拉唑20mg，每日2次，连续应用7～14天，若症状得到明显改善则支持GERD的诊断。

2. 鉴别诊断

本病的鉴别主要应排除其他易致胸骨后烧灼感或疼痛、咽喉部刺激症状等其他食管疾病，以及呼吸、循环等系统疾病。

（1）功能性消化不良与功能性烧心症：本病常有紧张、焦虑等精神因素，患者具有烧心、早饱、上腹胀等消化系统症状，但胃镜检查时食管常无炎症性病理改变，食管pH、LES压力测定均正常，亦无肝胆胰腺疾病存在。

（2）少数GERD患者可伴有或仅表现为胸痛、咽喉部异物感，或疼痛、声嘶、癔球感、哮喘、咳嗽等食管外表现。当出现这些症状时，应

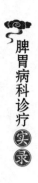

注意与心源性胸痛、气管炎、肺炎、支气管哮喘等疾病相鉴别。

1）心源性胸痛：常有高血压、糖尿病病史，年纪较大，多由于劳累、进食、激动诱发。胸痛有其特征性，与体位关系不明显。含化硝酸甘油等血管扩张药物有效，心电图常有特征性改变。

2）气管炎、肺炎和支气管哮喘：多有呼吸系统疾病病史，呼吸道症状明显，肺部可闻及干湿性啰音、哮鸣音。胸片可见肺纹理增粗、肺实变等改变，血白细胞常增高。值得注意的是，GERD患者胃食管反流严重时，反流物误吸入于支气管内，均可导致支气管炎、肺炎或哮喘的发作。

3）其他：本病还需与食管运动障碍性疾病、食管裂孔疝、食管良性及恶性肿瘤、感染性食管炎等疾病相鉴别。

（五）辨证论治

历代医家大多主张"首当明辨寒热"，如清代李用粹《证治汇补·吞酸》所云："大凡积滞中焦，久郁成熟，则本从火化，因而作酸者，酸之热也。若寒客犯胃，顷刻成酸，本无郁热，因寒所化者，酸之寒也。"此论不免有过简之嫌。笔者认为明辨寒热固然重要，但也不能偏废细察虚实：大凡其寒者有寒湿、寒痰、虚寒；其热者有湿热、痰热、郁火、阴虚燥热；其实者邪气胜也，有寒、热、湿、痰、食积、气郁、瘀血也；其虚者正气虚也，有脾胃虚寒、胃阴不足、津液亏虚也。在临床上并非单一因素致病，往往相互间杂，如寒热互结、痰郁气阻、湿热痰食气瘀并见、虚实夹杂等。故临证时更应详辨。

在治疗上，应根据"寒者热之""热者寒之""虚者补之""实者泄之"之大法，分别采用温中散寒、清热养阴、扶正祛邪，使寒、热、湿、痰等诸邪得祛，食积得消，气郁得行，正虚得补则脾胃自健，气机条达，升降自如，其证自愈也，此治本之法也，亦即"和胃降逆"也。至于"制酸"之法，固然可以和胃，但更侧重于治标，诸如乌贼骨、海蛤壳、煅瓦楞子、煅牡蛎、浙贝母等，可随证加入。

1. 肝气犯胃，胃气上逆

（1）症状：吐酸嘈杂，嗳气频作，胸胁满痛，胃脘痞满，或心烦易怒，口干口苦，尿赤便秘，舌红苔黄，脉弦数。

（2）病机分析：《临证指南医案》曰："肝为起病之源，胃为传病之所。"肝气不舒，横逆犯胃，胃失和降，挟浊气浸淫食管则见吐酸嘈杂，嗳气频作，胸胁满痛，胃脘痞满。若气郁化火，肝胃郁热则心烦易怒，口干口苦，舌红苔黄，脉弦数。

（3）治法：疏肝理气，和胃降逆。

（4）方药：肝气犯胃，化火不著者，可用四逆散（《伤寒论》）合左金丸（《丹溪心法》）化裁。四逆散由柴胡、枳实、芍药、炙甘草组成，方中取柴胡入肝胆经，疏肝解郁为君；白芍敛阴养血柔肝为臣，与柴胡合用，以补养肝血，条达肝气，可使柴胡升散而无耗伤阴血之弊。佐以枳实理气解郁，泄热破结，与柴胡为伍，一升一降，加强舒畅气机之功，并奏升清降浊之效，与白芍相配，又能理气和血，使气血调和；使以甘草，调和诸药，益脾和中。四药共奏疏肝解郁、调理气机之效。左金丸方中重用黄连苦寒泻火为君，佐以辛热之吴茱萸，既能降逆止呕，制酸止痛，又能制约黄连之过于寒凉；二味配合，一清一温，苦降辛开，以收相反相成之效。吞酸重者，加乌贼骨、煅瓦楞子以制酸止痛。

肝胃郁热者，方以化肝煎化裁（《景岳全书》）。方由青皮、陈皮、芍药、牡丹皮、栀子（炒）、泽泻、土贝母组成，方中青皮善解郁怒，疏肝破滞气为主药；气郁动火，佐栀子清火宣郁；火动而伤血，故用芍药、牡丹皮入血分，清血热，泻肝火，养血行滞，则郁热自解；泽泻渗水去湿，利小便以泻伏火；陈皮理气化痰；土贝母最降痰气，善开郁结。为加强和胃制酸之效，均可酌加乌贼骨、瓦楞子、牡蛎之类。

2. 痰湿中阻，浊气上逆

（1）症状：脘闷灼热，吐酸嘈杂；或喜唾涎沫，时时欲吐，口甜而腻，纳呆便溏，舌淡红，苔白滑，脉濡滑；或口干口苦，渴不欲饮，心烦失眠，胸满而痛，大便不畅，小便黄赤，舌质深红，舌苔黄腻，脉滑

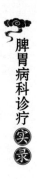

数；或兼见烦闷不舒，咽喉不适，如有异物，咯之不出，咽之不下，舌苔白腻，脉弦滑。

（2）病机分析：饮食不节，恣肆厚腻肥甘，或饮酒过度，或外邪犯胃，脾胃受损，运化失司，水湿内停，阻于中焦，胃气上逆，挟酸浸淫食管，则脘闷灼热，吐酸嘈杂；湿困脾胃，升降失职，湿邪尚未化热，则喜唾涎沫，时时欲吐，口甜而腻，纳呆便溏，舌淡红，苔白滑，脉濡滑。若湿郁化热，炼津为痰，痰热蕴结则口干口苦，渴不欲饮，大便不畅，小便黄赤，舌质深红，舌苔黄腻，脉滑或数；热扰心胸则心烦失眠，胸满而痛；若痰气互结，阻于胸膈，上扰咽喉则见烦闷不舒，咽喉不适，如有异物，咯之不出，咽之不下，舌苔白腻，脉弦滑。

（3）治法：化湿健脾，和胃降逆。结合痰、湿、饮、热、虚的情况，分别采用燥湿和胃、清热化痰、苦寒燥湿、温阳化饮等方法。

（4）方药：湿邪困脾，化热不著者，方以平胃散《太平惠民和剂局方》为主方，由苍术、厚朴、陈皮、甘草加姜枣组成，方中苍术燥湿健脾为君药，厚朴除湿散满为臣药，陈皮理气化痰为佐药，甘草、生姜、大枣调和脾胃为使药，全方具有燥湿运脾、行气和胃之功效。若兼食滞，加鸡内金、谷芽、麦芽、山楂、炒莱菔子等；湿胜者酌藿香、佩兰、白豆蔻、泽泻等以分消湿邪；阻碍气机较甚者加枳壳、沉香、木香、佛手等；大便秘结加槟榔、大黄、芒硝。

若湿郁化热，则以清中汤（《医宗金鉴》）或黄连温胆汤（《六因条辨》）为主加减，方由陈皮、半夏、茯苓、甘草、黄连、栀子、白豆蔻组成。功能清热化湿，理气和胃。方中黄连、山栀清热燥湿；半夏、陈皮、茯苓、甘草、白豆蔻健脾祛湿，理气和胃。黄连温胆汤方由川黄连、竹茹、枳实、半夏、橘红、茯苓、甘草、生姜组成，方中半夏降逆和胃，燥湿化痰为君；黄连苦以降逆，竹茹清热化痰，止呕除烦，枳实行气消痰，使痰随气下为臣；陈皮理气燥湿，茯苓健脾渗湿为佐；姜、枣、甘草益脾和胃，协调诸药为使。诸药合用，共奏理气化痰、清胆和胃之效。可加藿香、佩兰、薏苡仁等芳香清化之品。如湿浊较甚，则加苍术、厚朴、石菖蒲、砂仁等辛温燥湿之品，并辅以黄芩、蒲公英等清热药物，以防辛温助热。

以梅核气为主要表现者，方以半夏厚朴汤（《金匮要略》）化裁。方中半夏辛温入肺胃，化痰散结，降逆和胃，为君药；厚朴苦辛性温，下气除满，助半夏散结降逆，为臣药；茯苓甘淡渗湿健脾，以助半夏化痰；生姜辛温散结，和胃止呕，且制半夏之毒；苏叶芳香行气，理肺舒肝，助厚朴行气宽胸、宣通郁结之气，共为佐药。全方辛苦合用，辛以行气散结，苦以燥湿降逆，使郁气得疏，痰涎得化，则痰气郁结之梅核气自除。若气郁较甚者，可酌加香附、郁金助行气解郁之功；胁肋疼痛者，酌加川楝子、延胡索以疏肝理气止痛；咽痛者，酌加玄参、桔梗以解毒散结，宣肺利咽。

3. 食积胃脘

（1）症状：脘腹痞闷而胀，进食尤甚，拒按，嗳腐吞酸，恶食呕吐，大便不调，矢气频作，臭如败卵，舌苔厚腻，脉滑。

（2）病机分析：饮食停滞，胃腑失和，气机郁滞则脘腹痞闷而胀，进食尤甚，拒按；食滞胃脘，胃失和降则嗳腐吞酸，恶食呕吐；食滞作腐，气机不畅则大便不调，矢气频作，臭如败卵；舌苔厚腻，脉滑为饮食停滞之象。总之其病机为饮食停滞，胃腑失和，气机壅塞。

（3）治法：消食化滞，理气和胃。

（4）方药：保和丸加减（《丹溪心法》）。方由山楂、神曲、半夏、茯苓、陈皮、连翘、莱菔子组成。方中重用酸甘性温之山楂为君，消一切饮食积滞，长于消肉食油腻之积；神曲甘辛性温，消食健胃，长于化酒食陈腐之积；莱菔子辛甘而平，下气消食除胀，长于消谷面之积。三药同用为臣，能消各种食物积滞。食积易于阻气、生湿、化热，故以半夏、陈皮辛温，理气化湿，和胃止呕；茯苓甘淡，健脾利湿，和中止泻；连翘味苦微寒，既可散结以助消积，又可清解食积所生之热，均为佐药。诸药配伍，使食积得化，胃气得和，热清湿去，则诸症自除。食积较重者加鸡内金、谷芽、麦芽；脘腹胀满者加枳实、厚朴、槟

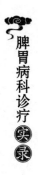

榔；食积化热，大便秘结者加大黄、枳实，或用枳实导滞丸；兼脾虚便溏加白术、扁豆，或用枳实消痞丸。

4. 脾胃虚弱

（1）症状：吐酸时作，兼吐清水，口淡喜暖，脘闷食少，少气懒言，肢倦不温，大便时溏，舌淡苔白，脉沉弱或迟缓；或形体消瘦，面色萎黄，脘痞纳呆，泛吐清水，脘部有振水音，舌淡苔白滑，脉沉弦；或食后泛泛欲呕，呕吐酸水，干呕，吐清涎冷沫，胸满脘痛，巅顶头痛，畏寒肢凉，甚则伴手足逆冷，大便溏泻，烦躁不宁，舌淡苔白滑，脉沉弦或迟。

（2）病机分析：素体脾虚，复因冷饮过度，困阻脾阳，水饮内停，阻于胃脘，气机失调则脘痞纳呆，泛吐清水，脘部有振水音，脾胃素虚，化源不足则见面黄形瘦，舌淡苔白滑，脉沉弦为阳虚水犯之证。若肝胃虚寒，胃失和降，浊阴上逆，故食后泛泛欲吐，或呕吐酸水，或干呕，或吐清涎冷沫；厥阴之脉夹胃属肝，上行与督脉会于头顶部，胃中浊阴循肝经上扰于头，故巅顶头痛；浊阴阻滞，气机不利，故胸满脘痛；肝胃虚寒，阳虚失温，故畏寒肢冷；脾胃同居中焦，胃病及脾，脾不升清，则大便泄泻；舌淡苔白滑，脉沉弦而迟等均为虚寒之象。

（3）治法：温中散寒，和胃制酸。

（4）方药：香砂六君子汤（《古今名医方论》）合吴茱萸汤。香砂六君子汤由人参、白术、茯苓、甘草、陈皮、半夏、砂仁、木香、生姜组成。柯琴曰："经曰：壮者气行则愈，怯者着而为病。盖人在气交之中，因气而生，而生气总以胃气为本，若脾胃一有不和，则气便着滞，或痞闷哕呕，或生痰留饮，因而不思饮食，肌肉消瘦，诸证蜂起而形消气息矣。四君子气分之总方也，人参致冲和之气，白术培中宫，茯苓清治节，甘草调五藏，胃气既治，病安从来？然拨乱反正又不能无为而治，必举大行气之品以辅之。则补者不至泥而不行，故加陈皮以利肺金之逆气，半夏以疏脾土之湿气，而痰饮可除也，加木香以行三焦之滞气，缩砂以通脾肾之元气，而膹郁可开也，君得四辅则功力倍宣，四辅奉君则元气大振，相得而益彰矣。"方中党参、白术、茯苓、甘草甘温益胃；陈皮、半夏、香附、砂仁行气降逆。吴茱萸辛通下达以开郁结。生姜、大枣温胃散寒补虚。

脾虚水停，则选《外台秘要》茯苓饮化裁。方由茯苓、人参、白术、枳实、橘皮、生姜组成。《医宗金鉴》认为："上、中二焦气弱，水饮入胃，脾不能输归于肺，肺不能通调水道，以致停积为痰，为宿水。吐之则下气因而上逆，虚与气结，满不能食，当补益中气：以人参、白术为君；茯苓逐宿水，枳实破诸气为臣；开脾胃，宣扬上焦，发散凝滞，则陈皮、生姜为使也。"

肝胃虚寒，浊阴上逆者宜温中补虚，降逆止呕。治以吴茱萸汤加减。方由吴茱萸、人参、生姜、大枣组成，方中吴茱萸味辛苦而性热，归肝、脾、胃、肾经。既能温胃暖肝以祛寒，又善和胃降逆以止呕，一药而两擅其功，是为君药。重用生姜温胃散寒，降逆止呕，用为臣药。吴茱萸与生姜相配，温降之力甚强。人参甘温，益气健脾，为佐药。大枣甘平，合人参以益脾气，合生姜以调脾胃，并能调和诸药，是佐使之药。四药配伍，温中与降逆并施，寓补益于温降之中，共奏温中补虚、降逆止呕之功。

5. 胃阴不足

（1）症状：胃脘灼热，泛酸嘈杂，饥不欲食，口渴思饮，口干咽燥，消瘦乏力，大便干结，五心烦热，舌红少津，脉细数。

（2）病机分析：过食辛辣，或七情所伤，郁火伤阴，津液不足，食管干涩，或本病日久不愈，损伤津液，均可导致阴虚。复因胃失濡润，胃气上逆，挟酸水浸淫食管咽喉，则胸脘灼热，泛酸嘈杂；阴虚内热，虚火消谷则似饥，胃虚不能消磨水谷则不欲食，或肺胃阴虚，津液不能上承则口干咽燥；胃虚精微不足，形体失养则消瘦乏力；津液不足，大肠失润则大便干结；五心烦热，舌红少津，脉细数为阴虚火旺之象，总之为胃阴亏耗，胃失濡养所致。

（3）治法：养阴益胃，和中制酸。

（4）方药：以肺胃阴虚为主者，方以沙参麦门冬汤（《温病条辨》）化裁。方由沙参、玉竹、生甘草、冬桑叶、麦冬、生扁豆、花粉组成。本方是清热生津之剂。方中主要用沙参，养肺胃之阴。并辅以麦冬、花粉，清肺胃之热。用玉竹以补虚，扁豆以和中作为兼制之药。最后引用桑叶之苦而轻宣肺热，和以甘草之甘而生津液。津液生，燥热除，各证自愈。可酌加海蛤壳、牡蛎、海螵蛸或配左金丸；兼有气滞加厚朴、玫瑰花、佛手等以行气；大便干结难解加火麻仁、瓜蒌仁以润肠通便；阴虚胃热加石斛、知母、黄连以加强养阴清热之功。

胃阴不足，气阴两虚，胃气上逆者，方以竹叶石膏汤（《伤寒论》）化裁。方由竹叶、石膏、半夏、麦门冬、人参、粳米、甘草组成。方中以竹叶、石膏为君药，清心胃之热，除烦养阴：竹叶引热下行，使心火由小便排出；石膏善清肺胃之热，使热去而不伤阴。麦冬清肺养阴，人参、甘草、粳米补益中气；半夏降逆止呕。诸药合用，共奏清胃降逆、益气生津之效。全方清热与益气养阴并用，祛邪扶正兼顾，清而不寒，补而不滞，为本方的配伍特点。若胃阴不足，胃火上逆，口舌糜烂，舌红而干，可加石斛、天花粉等以清热养阴生津；胃火炽盛，消谷善饥，舌红脉数者，可加知母、天花粉以增强清热生津之效；气分热尤盛，可加知母、黄连，增强清热之力。

6. 瘀血停着

（1）症状：进食梗阻，胸膈疼痛，食不得下，甚则滴水难进，食入即吐，肌肤枯燥，形体消瘦，大便坚如羊屎，舌质紫暗，或舌红少津，脉细涩。

（2）病机分析：GERD久病不愈，致痰、气、瘀阻塞食管，胃气不能通降，津液干涸失润而成。本型多见于食管良性狭窄等，临床比较少见。

（3）治法：破结行瘀，滋阴养血。

（4）方药：通幽汤（《脾胃论》），由桃仁、红花、当归、生地黄、熟地黄、炙甘草及升麻组成。方中桃仁、红花活血化瘀，破结行血用以为君药；当归、生地、熟地滋阴养血润燥；槟榔下行而破气滞，升麻升清而降浊阴，一升一降，其气乃通，噎膈得开。可加丹参、赤芍、三七、三棱、莪术破结行瘀，加海藻、昆布、瓜蒌、贝母、玄参化痰软坚，加沙参、麦冬、白芍滋阴养血。

若气滞血瘀，胸膈胀痛者，可用血府逐瘀汤（《医林改错》）。本方由桃仁、红花、当归、生地、川芎、赤芍、牛膝、桔梗、柴胡、枳壳、甘草诸药组成。方中桃仁、红花、川芎活血祛瘀为君；当归、赤芍养血活血，牛膝祛瘀通脉并引血下行，共助主药以活血祛瘀为臣；生地黄配当归养血和血，使祛瘀而不伤阴血，柴胡、枳壳、桔梗宽胸中之气滞，使气行血亦行为佐；甘草协调诸药为使。合而用之，使血行瘀化诸症之愈。

至于BE，其病机多为热结、痰阻、瘀血所为，常散见于各证型中，临证时可酌加白花蛇舌草、半枝莲、三棱、莪术、三七、海藻、昆布、瓜蒌、贝母、玄参等。

（六）医案举例

医案1

患者：黄某，女，70岁，农民。本院门诊患者。2009年10月10日初诊。

主诉：反酸、烧心10年，加重月余。

现病史：患者于10年前出现反酸烧心，曾在多家医院诊治，诊断为"反流性食管炎、慢性浅表性胃炎"。给予雷尼替丁、奥美拉唑、快胃片、硫糖铝、普瑞博思（西沙必利）等治疗，病情好转。但不能停药。察其脉证：反酸烧心，食后更甚，胸脘灼热，泛吐痰涎，脘痞腹胀，嗳气频繁，口黏口渴，欲冷饮，胃纳尚佳，大便略溏，舌红苔黄厚腻，脉滑。检阅胃镜报告示：浅表性胃炎、食管炎。

中医诊断：吐酸（痰热中阻，升降失常）。

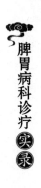

西医诊断：胃食管反流病。

治法：清热化痰，和胃降逆。

方药：黄连温胆汤化裁。陈皮10g，半夏10g，茯苓12g，枳实10g，竹茹10g，胆南星6g，乌贼骨24g，牡蛎24g，莱菔子15g，黄连3g，吴茱萸3g，麦冬12g。3剂，水煎服，每日1剂。

复诊：2009年10月13日。药后泛吐痰涎，反酸烧心、胸脘灼热减轻，仍脘痞腹胀，嗳气，口黏口渴，大便略溏，舌红苔厚腻，脉滑。仍有痰热中阻，升降失常。上方加大贝母10g。处方：陈皮10g，半夏10g，茯苓12g，枳实10g，竹茹10g，胆南星6g，乌贼骨24g，牡蛎24g，莱菔子15g，黄连3g，吴茱萸3g，麦冬12g，大贝母10g。4剂，水煎服，每日1剂。

三诊：2009年10月17日。药后泛吐痰涎，反酸烧心、胸脘灼热减轻，仍脘痞，午后、夜间时有疼痛，口黏口渴，大便略溏，舌质略暗，舌红苔腻，脉滑。辨证属湿热中阻，气机不畅，胃络瘀阻。治以清热化湿、行气化瘀，佐以缓急止痛。方用平胃散化裁。处方：苍术12g，厚朴10g，半夏10g，黄连10g，吴茱萸6g，乌贼骨30g，蒲黄12g（包煎），五灵脂6g，大贝母10g，白及10g，白芍15g，甘草6g。5剂，水煎服，每日1剂。

四诊：2009年10月22日。药后诸症若失，大便已调，舌质略暗，舌红苔薄白腻，脉滑。湿热瘀血渐消，气机已调。继服上方6剂，以巩固疗效。

按语：本例乃属中医"吐酸"之病，其病因病机为饮食不节，损伤脾胃，痰湿内生，郁而化火，上扰胸膈，胃气上逆。其治当以清热化痰、和胃降逆为主。是方以温胆汤以清热化痰、和胃降逆；牡蛎、乌贼骨以制酸，左金丸以清肝泄热。三诊时湿热未化，气机不畅，兼胃络瘀阻。故改平胃散和失笑散化裁，取其清热化湿、行气化瘀，佐以缓急止痛。使热清痰化湿去，胃和气降，瘀血得行，其病则愈。

医案2

患者：兰某，女，54岁，农民。本院门诊患者。2011年5月21日初诊。

主诉：脘腹不适，似饥非饥，似痛非痛，似热非热5个月。

现病史：患者于5个月前因心情不畅而致嘈杂，在当地服用快胃片等治疗无效。刻诊：脘腹不适，似饥非饥，似痛非痛，似热非热，胸胁胀满，嗳腐酸臭，口苦而干，欲冷饮，胃纳尚可，心烦易怒，大便略干，舌红苔白，脉弦。查体：一般状况可，心肺（－），腹软，上腹部轻压痛，无反跳痛，未触及包块，肝脾未触及，墨菲征（－），余（－）。胃镜示：食管炎、浅表性胃炎［Hp（－）］。

中医诊断：嘈杂（肝胃郁热）。

西医诊断：胃食管反流病，慢性浅表性胃炎。

治法：清肝和胃。

方药：化肝煎合左金丸化裁。牡丹皮12g，栀子10g，青皮10g，陈皮10g，泽泻10g，黄连12g，吴茱萸3g，麦冬12g，玉竹12g，浙贝母10g，牡蛎30g，白芍药15g，甘草6g。7剂，水煎服，每日1剂。

复诊：2011年5月28日。药后诸症减轻，大便已软，仍时有食后复嘈，急躁易怒，舌红苔白，脉弦。药已对证，仍宗上方继服7剂。

三诊：2011年6月4日。药后诸症消失，舌红苔薄白，脉和缓。恐死灰复燃，上方再进10剂。

2011年9月4日随访至今未见复发。

按语：本例根据其临床表现中医诊断为"嘈杂"。究其病因病机乃平素肝气不舒，气机郁滞，横逆犯胃，肝胃郁热。胃气上逆，酸水浸心，则心中嘈杂，嗳腐酸臭；郁而化火，则心烦易怒、口苦而干；热盛伤津，则欲冷饮，大便略干。舌红苔白，脉弦为肝胃郁热之证。总之为肝胃郁热之证，故其治以清肝和胃为主。方以化肝煎合左金丸化裁，方中牡丹皮、栀子清肝热，青皮、陈皮疏理气机，泽泻淡渗以引热下行，

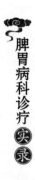

左金丸泻火佐金以制木，白芍药柔肝，玉竹、麦门冬养阴和胃，牡蛎重镇潜阳，与浙贝母化痰制酸，使气机得畅，郁火得清，胃气得和，其病则愈。

（七）结语

GERD其发病率较高，并有逐年上升之势，病程较长，易于复发，严重影响着人类的健康与生活质量。本病病因复杂，既有外感六淫，又有七情内伤；既有先天不足，又有后天失养；或因饮食不节，或因药食物刺激。然其基本病机则是胃气上逆。其病理因素不外寒、热、湿、痰、食积、气滞及"平时津液"（包括胃酸、胆汁）。本证病位在食管（胸膈或肺胃之间），其发病以正气亏虚（脾胃虚弱）为本，以邪气炽盛为标。其病理变化本病日久不愈，损伤脾胃，化源不足，可致气、血、阴、阳亏虚；或久郁化火，灼伤津液，食管干涩；寒、热、湿、痰、食积、气滞日久，气血运行不畅，痰气瘀血互结，亦致BE，或致噎膈、翻胃之变。正如《证治汇补·吞酸》所言："吞酸，小疾也，然可暂不可久，久而不愈，为噎嗝反胃之渐也。"或火伤脉络，而致吐血。浸淫咽喉及肺亦致喉痹、哮喘之变。其证有寒有热、有实有虚，更有虚实夹杂。临证时明辨寒热固然重要，但也不能偏废细察虚实：大凡其寒者有寒湿、寒痰、虚寒；其热者有湿热、痰热、郁火、阴虚燥热；其实者邪气胜也，有寒、热、湿、痰、食积、气郁、瘀血也；其虚者正气虚也，有脾胃虚寒、胃阴不足、津液亏虚也。在临床上并非单一因素致病，往往相互间杂，如寒热互结、痰郁气阻、湿热痰食气瘀并见、虚实夹杂等。故临证时更应详辨。

在治疗上，应根据"寒者热之""热者寒之""虚者补之""实者泄之"之大法，分别采用温中散寒、清热养阴、扶正祛邪，使寒、热、湿、痰等诸邪得祛，食积得消，气郁得行，正虚得补则脾胃自健，气机条达，升降自如，其证自愈也，此治本之法也，亦即"和胃降逆"也。至于"制酸"之法，固然可以和胃，但更侧重于治标，诸如乌贼骨、海蛤壳、煅瓦楞子、煅牡蛎、浙贝母等，可随证加入。至于BE，其病机多为热结、痰阻、瘀血所为，常散见于各证型中，临证时可酌加白花蛇舌草、半枝莲、三棱、莪术、三七、海藻、昆布、瓜蒌、贝母、玄参等。

参考文献

[1]Rouev P，Chakarski I，Doskov D，et al.Laryngopharyngeal symptoms and gastroesophageal reflux disease[J].Journal of Voice，2005，19（3）：476-480.

[2]程彬彬，谢晓枫.谢昌仁教授诊治胃食管反流病经验[J].江苏中医药，2004，25（11）：10-12.

[3]刘芳，吴滇.吴滇辨治反流性食管炎经验[J].中医杂志，2010，51（3）：215-216.

[4]邓聪，任敏之，承伯钢.承伯钢辨治胃食管反流病的经验[J].四川中医，2006，24（6）：6-7.

[5]徐景藩.关于诊治胃食管反流病的几点管见[J].江苏中医药，2010，42（1）：1-2.

[6]刘清君，刘彩梅，黄霞，等.袁红霞辨治反流性食管炎经验初探[J].辽宁中医杂志，2010，37（1）：15-16.

[7]谢秀丽，于丰彦，周福生.周福生治疗反流性食管炎经验介绍[J].辽宁中医杂志，2009，36（9）：1454-1455.

[8]李乾构，王自立.中医胃肠病学[M].北京：中国医药科技出版社，1993，376-384.

[9]高祥华，李春婷.反流性食管炎的中医病机及辨治探讨[J].吉林中医药，2004，24（3）：15-16.

[10]段国勋，庞龙，熊天琴，等.胃食管反流病中医辨证分型的研究[J].新中医，2000，32（9）：34-36.

[11]叶庆莲，蒙木荣，臧知明.扶脾抑肝法治疗慢性反流性食管炎32例[J].中医杂志，2004，45（2）：137.

上篇 医论
◇
◇
◇
◇

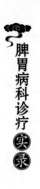

[12]车宇光，孙敏娴.自拟方治疗反流性食管炎45例[J].中国中医急症杂志，2006，15（12）：1403-1404.

[13]周福生，许仕杰，陈楚玉，等.运用"气逆三脏"辨证论治胃食管反流病[J].中医药学刊，2006，24（11）：1982-1984.

[14]程秀玲.胃食管反流病中医辨证论治之我见[J].陕西中医，2003，24（1）：46.

下篇　验案

一、心脑系病证验案

胸痹

验案1

患者：冯某，女，45岁。2009年10月9日初诊。

主诉：胸闷胸痛4~5年，复发10余天。

现病史：患者于4~5年前因情志不畅而致胸闷胸痛，后经多方医治，诊断为"冠心病"，应用硝酸甘油、单硝酸异山梨醇、美托洛尔、速效救心丸、卡托普利等治疗，病情缓解。10余天前无明显诱因复发，在当地市人民医院以"心肌炎"治疗1周无效遂转中医治疗。刻诊：胸闷胸痛阵作，胸痛彻背，痛如针刺，动则加重，发作时手足冷凉，善叹息，心悸失眠，气短乏力，面黄无华，舌质暗红有瘀点，脉涩而缓。血压140/95 mmHg。心电图检查示大致正常。

中医诊断：胸痹（气滞血瘀，兼阳气不足）。

西医诊断：①胸痛原因待查；②冠状动脉粥样硬化性心脏病，心绞痛；③高血压。

治法：活血化瘀，佐益气通阳。

方药：血府逐瘀汤化裁。柴胡12g，桃仁10g，红花10g，当归10g，赤芍12g，川芎10g，枳壳12g，桔梗12g，川牛膝10g，桂枝10g，生龙骨

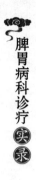

30 g，生牡蛎30 g，黄芪15 g。5剂，水煎服，每日1剂。

二诊：2009年10月14日。药后胸痛明显减轻，近2天未再发作，活动后仍感胸闷气短。舌质暗红有瘀点，脉沉涩而缓。药证相符，唯益气通阳之力略显不足。故今重用益气通阳之品。处方：柴胡12 g，桃仁10 g，红花10 g，当归10 g，赤芍12 g，川芎10 g，枳壳12 g，桔梗12 g，川牛膝10 g，桂枝10 g，附子10 g，黄芪30 g，葛根15 g。7剂，水煎服，每日1剂。

三诊：2009年10月22日。药后诸症消失，于4天前已正常工作，今晨胸痛发作1次，但疼痛时间及程度均较前减轻，舌质红润，瘀点消失，脉和缓。阳气已复，气血渐调。效不更方。继服上方7剂。

四诊：2009年10月29日。胸痛未再发作，无不适感。舌质红润，瘀点消失，脉和缓。停药观察。

按语：患者长期情志不畅，气机郁滞，血脉阻塞，则胸闷胸痛阵作，痛如针刺；气血运行不畅，气机郁滞则善叹息；心血瘀阻，神失所养，故心悸失眠；久病耗气伤阳，气虚推动无力，故动则加重；阳虚不达四末，则手足冷凉；气血不能上荣于面则面黄无华；舌质暗红有瘀点，脉涩而缓为气滞血瘀之证。总之为气滞血瘀，兼阳气不足之证。故其治当活血化瘀，佐益气通阳。方以血府逐瘀汤化裁，本方系由桃红四物汤合四逆散加桔梗、牛膝而组成：方中当归、川芎、赤芍、桃仁、红花活血化瘀；牛膝祛瘀血、通血脉、引瘀血下行。柴胡疏肝解郁，升举清阳；桔梗开宣肺气，载药上行，又可合枳壳一升一降，行气宽胸，使气行则血行；桂枝、黄芪、龙骨和牡蛎四药合用可益气通脉、重镇安神。诸药合用则可使气机条达，瘀血得化，阳气得通，胸痛则愈。

验案2

患者：刘某，男，89岁，退休干部。2009年8月10日初诊。

主诉：阵发性胸闷气短半年。

现病史：患者于半年前因活动过度而出现阵发性胸闷气短，曾在外院住院治疗，诊断为"冠状动脉粥样硬化性心脏病，心绞痛（劳力型）"，应用低分子肝素钙、硝酸异山梨酯片、阿司匹林等药治疗近月余无效。刻诊：胸闷气短，心悸汗出，动则尤甚，日发作10余次，伴神疲乏力，面黄唇暗，纳呆便溏，舌质淡暗有瘀斑，脉沉细结代。察其心电图示：$V_{4~6}$ST段压低。

中医诊断：胸痹（气虚血瘀，心阳痹阻）。

西医诊断：冠心病型心绞痛。

治法：益气举陷，佐以活血化瘀，温通心阳。

方药：补中益气汤化裁。黄芪24g，白术10g，人参10g，当归10g，陈皮10g，升麻6g，柴胡6g，甘草6g，五味子10g，丹参15g，山楂15g。7剂，水煎服，每日1剂。

复诊：2009年8月17日。心悸气短减轻，今日自己步行上二楼门诊也未发作，仍时汗出自感背部冷凉，纳食可，大便调，舌质淡暗有瘀斑，脉沉细结代。病情虽有好转，心阳仍未宣通。于上方中加温通心阳之品。处方：黄芪24g，白术10g，人参10g，当归10g，陈皮10g，升麻6g，柴胡6g，甘草6g，五味子10g，丹参15g，山楂15g，桂枝10g，薤白12g，牡蛎30g，麦冬12g。7剂，水煎服，每日1剂。

三诊：2009年8月24日。近1周来胸闷气短未再发作，已能正常活动，舌质转红有瘀斑，脉沉细，偶有结代。阴阳气血俱复，心阳得宣。然阴阳气血仍有不足。继服上方10剂。

四诊：2009年11月3日。服上方后，患者改服补中益气丸及丹参滴丸后病情稳定。

按语：本例患者年老体弱，阴阳亏虚，脾胃虚弱，复因劳累过度，致中气下陷，宗气失于充养，阴阳不相交接，则胸闷气短、心悸汗出，动则尤甚，神疲乏力，面黄，脉结代；宗气不足，鼓动无力，心血瘀阻，则口唇紫暗、舌有瘀斑；脾胃虚弱，则纳呆便溏；舌质淡暗有瘀斑，脉沉细结代为阴阳气血亏虚、心血瘀阻之证。然总以气虚血瘀为主。故以益气举陷，佐以活血化瘀、温通心阳为其治。方中以补中益气汤大补中气，升阳举陷，牡蛎、五味子敛气养心，复以桂枝、丹参、薤

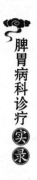

白以温阳化瘀，药证相合，故能取得较好疗效。

验案3

患者：刘某，男，63岁，农民。2009年10月19日初诊。

现病史：患者因心前区疼痛半天被诊断为"急性下壁心肌梗死"，于2009年10月2日入住我院，经扩冠、抗凝及对症处理10天后，心电图改变逐渐好转，但出现恶心呕吐，稍进饮食，随即呕吐，为痰涎及胃内容物，经肌内注射溴米那普鲁卡因、口服吗丁啉（多潘立酮片）等药治疗1周病情未能控制。刻诊：恶心呕吐，呕吐清水痰涎，稍食即吐，动则头眩且呕吐加剧，伴心悸气短，纳呆，口黏不渴，大便4～5天未解，小便调，舌质暗淡，苔白厚，脉沉弦。

中医诊断：胸痹（脾阳不振，水饮内停，水气凌心）。

西医诊断：急性下壁心肌梗死。

治法：温化痰饮，和胃降逆。

方药：苓桂术甘汤化裁。茯苓15g，白术10g，桂枝10g，甘草6g，生姜3片。3剂，水煎服，每日1剂。

复诊：2009年10月22日。药后呕吐消失，能进少量饮食，头眩亦消，唯心悸气短，乏力存，舌暗苔薄白，脉沉无力。痰饮渐化，胃气已和，唯心阳不振，心气不足，鼓动无力，血行不畅。治以温阳化饮，益气养心，佐以化瘀，宗上方加味。处方：茯苓15g，白术10g，桂枝10g，甘草6g，人参10g，薤白10g，丹参24g，生姜3片。5剂，水煎服，每日1剂。

三诊：2009年10月27日。诸症消失而出院。

按语：本例患者属大病之后，脾阳不振，水饮内停，胃失和降则恶心呕吐，呕吐清水痰涎，稍食即吐；痰饮内停，清阳不升，则头眩；水气凌心则心悸气短；舌质暗淡，苔白厚，脉沉弦为水饮内停之象。总之为脾阳不振，水饮内停。宗仲景"病痰饮者当以温药和之"之旨，治以温阳化饮、和胃降逆：方中以苓桂术甘汤温化寒饮，使脾阳得复，水饮得化，胃气以和，则呕吐自止；后再配以养心益气，通痹化瘀而取效。

验案4

患者：王某，男，43岁。2018年11月27日初诊。

主诉：胸闷反复发作3年，复发并加重1周。

现病史：患者于3年前出现胸中憋闷，呈阵发性，持续3～5分钟，动则发作，休息后缓解，被诊断为"冠心病心绞痛"，住院治疗后缓解。后继服阿司匹林、单硝酸异山梨酯、美托洛尔、瑞舒伐他汀等维持治疗。1周前，胸中憋闷复发并加重。刻诊：胸中憋闷，动则益甚，伴有四肢不温，畏寒怕冷，大便溏，腹胀。舌质淡，苔白，脉弦而缓。

中医诊断：胸痹（胸阳不振，阴寒内盛）。

西医诊断：冠心病心绞痛。

治法：温阳散寒，宣通心阳。

方药：桂枝去芍药加附子汤。桂枝10g，附子12g，薤白12g，丹参15g，甘草6g。7剂，水煎服，每日1剂，早晚两次分服。

二诊：2018年12月4日。患者自述服药3剂后症状明显减轻，舌脉同前。嘱其继服上方7剂以善其后。

三诊：2018年12月11日。服药后胸满，腹胀，气短诸症皆愈。随访半年病情稳定。

按语：《金匮要略·胸痹心痛短气病脉证治》云："夫脉当取太过不及，阳微阴弦，即胸痹而痛，所以然者，责其极虚也。今阳虚知在上焦，所以胸痹、心痛者，以其阴弦故也。"患者胸阳不振，阴寒内凝，阴乘阳位则胸中憋闷；阳气既虚，则动则益甚，四肢不温，畏寒怕冷；心阳不足，脾阳亦虚，故腹胀便溏，舌淡苔白，脉弦缓为阳虚阴盛之证。总之属胸阳不振，阴寒内凝之证。治当温通心阳，蠲除浊阴，用桂枝去芍药加附子汤。附子辛热气厚，力雄气猛，"益火之源，以消阴翳"，桂枝、甘草辛甘化阳以温通心阳，丹参活血通脉。使胸阳振奋，阴寒消散，血脉通畅，其证可缓。

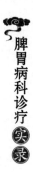

验案5

患者：吴某，男，45岁，浙江温州人。2009年5月13日初诊。

现病史：患者胸闷气短10余年，加重2个月，于今日来诊。诊其脉证：胸闷气短，时有胸痛，动则加重，咳吐浊唾涎沫，口臭微渴，纳呆脘痞，头昏健忘。既往有糖尿病史3年。舌质暗红，苔薄白，脉沉弦。形体肥胖，口唇微暗。辅助检查：心电图检查示ST-T改变。血糖7.8mmol/L。

中医诊断：胸痹（痰浊痹阻，胸阳不振）。

西医诊断：缺血性心肌病。

治法：豁痰宣痹，温通心阳。

方药：瓜蒌薤白半夏汤化裁。瓜蒌12g，薤白10g，半夏10g，桂枝10g，枳实10g，焦山楂15g，黄连6g，桃仁10g，麦冬12g。5剂，水煎服，每日1剂。

复诊：2009年5月18日。服药后胸闷气短，胸痛脘痞，咳吐浊唾涎沫减轻，夜间平卧及劳累时胸闷气短、胸痛仍有发作，舌质暗红，苔薄白，脉弦。证属痰浊痹阻，胸阳不振，兼气虚血瘀。治以豁痰宣痹，温通心阳，佐益气活血。上方加黄芪30g，丹参15g。处方：瓜蒌12g，薤白10g，半夏10g，桂枝10g，枳实10g，焦山楂15g，黄连6g，桃仁10g，麦冬12g，黄芪30g，丹参15g。10剂，水煎服，每日1剂。

三诊：2009年5月28日。服药后诸症消失，舌质暗红，苔薄白，脉弦。心电图示大致正常。效不更方。5月18日方继服10剂。

四诊：2009年6月7日。服药后胸闷气短，胸痛未再发作，舌质暗红，苔薄白，脉沉。痰浊已化，胸阳宣通，仍有血瘀。嘱服丹参滴丸10粒，3次/日。

按语：本例乃典型胸痹之病，其病机为痰浊痹阻、胸阳不振、阴乘阳位。故选瓜蒌薤白半夏汤以化痰蠲痹、宣通胸阳为主，又见气血运行不畅，故加桂枝、桃仁、山楂以化瘀通经为辅，素有消渴，故加麦冬以养阴。后加黄芪、丹参再益气活血。如是痰浊得化，胸阳宣通，气血运行舒畅，则诸症得除。

心悸

验案

患者：庞某，女，42岁。2020年4月28日初诊。

主诉：心悸10余天。

现病史：患者于10余天前因情志刺激后出现心慌心悸，遂在当地医院行心电图、血常规、心肌酶等检查，诊断为"心动过速"，因不愿服用西药来诊。刻诊：心悸时作，动则加重，伴胸闷气短，时有出汗，周身乏力，双下肢冷凉，心烦失眠，入睡困难，易惊多梦，纳食欠佳，小便清，大便每日1~2次，便质稀溏不成形。形体羸瘦，面色略黄，语音低微，精神萎靡。舌质淡红，苔薄白，脉细数。

中医诊断：心悸（心阳不足，兼气阴两虚，心神不安）。

西医诊断：①阵发性心动过速。②焦虑状态。

治法：温通心阳，益气养阴，养心安神。

方药：桂枝甘草龙骨牡蛎汤合生脉散化裁。桂枝12g，甘草6g，生龙骨30g，生牡蛎30g，人参10g，麦冬12g，五味子12g，炒酸枣仁15g，百合30g。7剂，开水冲服，每日1剂，早晚两次分服。

复诊：2020年5月5日。服药后症状缓解，现无不适感。舌质淡红，苔薄白，脉细数。继服上方7剂，开水冲服，每日1剂，早晚两次分服。

按语：患者情志不遂，思虑过度，暗耗气血，心阳不振，则心悸时作，动则益甚；心阳不足，鼓动无力，则胸闷气短，周身乏力；阳虚不固，则时有出汗；阳气不足，失于温煦，则下肢冷凉；心烦失眠，入睡困难，易惊多梦为心神不安之证；舌质淡红，苔薄白，脉细数为阴阳两虚之证。总之其病机是心阳不振证，气阴亏虚，心神不安。故治当温通心阳，益气养阴，养心安神。而桂枝甘草龙骨牡蛎汤功能温通心阳，镇心安神，正如《伤寒贯珠集》曰："桂枝，甘草，以复心阳之气；

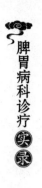

牡蛎，龙骨，以安烦乱之神"；生脉散益气养阴，酸枣仁、百合养心安神。药证相符，阴阳（气）得补，心神得安，其病则复。

头痛

验案

患者：张某，女，53岁。东昌府区农民。2010年9月11日初诊。

主诉：头痛头晕，右胁疼痛月余。

现病史：患者于月余前因情志不畅而致头痛头晕，在多家医院诊治（用药不详）不效。刻诊：头痛头晕，头昏胀痛，两侧为重，伴心烦易怒，夜寐不宁，口苦面红，右胁胀痛，脘痞纳呆，厌食油腻，便干尿赤，舌红苔黄厚，脉弦数。查体：腹软，右上腹压痛，无反跳痛及包块，墨菲征（＋），肝区叩击痛。余（－）。彩超示：胆囊炎。

中医诊断：头痛（气郁化火，肝阳上亢），胁痛（胆经湿热，枢机不利）。

西医诊断：①神经性头痛；②慢性胆囊炎。

治法：清肝泻火，平肝利湿。

方药：龙胆泻肝汤化裁。龙胆草12g，栀子12g，柴胡12g，木通10g，薄荷10g，黄芩10g，泽泻10g，牡丹皮10g，大黄6g，钩藤15g，鸡内金12g，鱼腥草30g，甘草6g。3剂，水煎服，每日1剂，早晚两次分服。

复诊：2010年9月14日。服药后头痛消失，仍右胁胀痛，脘痞纳呆，厌食油腻，便干尿赤，舌红苔黄厚，脉弦数。其肝胆火旺已除，胆经湿热，枢机不利仍存。治以清热利胆，疏理气机。大柴胡汤化裁，处方：柴胡12g，大黄10g，黄芩10g，枳实10g，半夏10g，鸡内金15g，金钱草30g，鱼腥草30g，郁金12g，延胡索12g，甘草10g。7剂，水煎服，每日1剂，早晚两次分服。

三诊：2010年9月21日。药后诸症消失，纳食可，二便调，舌淡红苔薄白，脉滑。继服上方7剂。

四诊：2010年11月11日。患者来诊告知，其病未复发。

按语：患者七情内伤，肝失疏泄，气郁化火，阳亢火升，上扰头窍而致头痛头晕；火扰心神，则心烦易怒，夜寐不宁；肝胆湿热，枢机不利则右胁胀痛；枢机不利，胃气不和则脘痞纳呆，厌食油腻；便干尿赤，舌红苔黄厚，脉弦数为肝胆火旺之证。本案头痛与胁痛并见，其病机虽均与肝胆湿热有关，但其病位不同，在脏在腑有别，故其治亦有异。初诊以龙胆泻肝汤清肝泻火，佐以平肝，3剂头痛即愈，继以大柴胡汤和解少阳，通腑泄热，使肝火消，湿热祛，枢机利，则诸症愈。

眩晕

验案1

患者：冯某，女，50岁，农民。2009年9月15日初诊。

主诉：头晕10天。

现病史：患者近10天来出现阵发性头晕，恶心欲吐。他医曾投半夏白术天麻汤多剂，未效。刻诊：眩晕阵作，如坐舟车，头沉头昏，动则更甚，耳鸣如蝉，恶心欲吐，纳呆脘痞，胸闷不舒，嗳气时作，失眠多梦，二便俱调。素有胃脘胀满3年。舌质暗红，苔黄厚腻，脉弦滑。血压110/60 mmHg。血脂、血糖正常。

中医诊断：眩晕（痰热中阻，升降失调）。

西医诊断：美尼尔综合征。

治法：清热化痰，调和气机。

方药：温胆汤化裁。茯苓15 g，半夏10 g，陈皮10 g，枳实12 g，竹茹12 g，甘草10 g，生姜3片，荷叶6 g。7剂，水煎服，每日1剂。

复诊：2009年9月22日。服药后恶心已止，头晕大减，脘胀胸闷已缓，唯仍嗳气时作，纳食尚可。黄苔已退，脉仍弦滑。前法既效，说明药证相符，病已向愈。仍宗上法，于上方中加枇杷叶10 g以降胃气。处

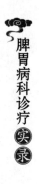

方：茯苓15g，半夏10g，陈皮10g，枳实12g，竹茹12g，甘草10g，生姜3片，荷叶6g，枇杷叶10g。4剂，水煎服，每日1剂。

三诊：2009年9月26日。再进4剂后诸症消除。嘱其停药观察。

随访近3个月，未发头晕。

按语：本案患者平素脾胃不健，运化不利，水湿内生，聚而为痰，痰浊中阻，升降失调，清阳不升，清窍失充，则为眩晕；浊阴不降，则恶心欲吐，纳呆脘痞，胸闷不舒，嗳气时作；痰扰心神，则失眠多梦。舌质暗红，苔黄厚腻，脉弦滑为痰热内阻之征。总之为痰浊中阻，升降失调。故其治当清热化痰，调和气机。所遣方药乃温胆汤加荷叶而成。方以陈皮、半夏燥湿化痰；茯苓淡渗利湿；甘草以补脾；竹茹以清胃热；生姜和胃降逆，复制竹茹之寒凉；枳实以通降胃气；荷叶善升发脾阳，枇杷叶以降胃阴，两者一升一降，相反相成；诸药用之痰热得除，升降乃复，气机调畅，诸症遂平。

验案2

患者：王某，男，56岁。2009年10月8日初诊。

现病史：患者因头眩目晕，恶心呕吐1天住院诊治。刻诊：头晕目眩，动则益甚，伴恶心欲呕，呕吐痰涎清水，无头痛及意识障碍，无四肢麻木，乏力，无耳鸣，听力下降，无胸闷及心悸，无腹痛及腹泻等，舌淡苔白腻，脉弦滑。既往体健。体格检查：体温37.0℃，血压130/80mmHg，神清，形体肥胖，双肺呼吸音清，未闻及干湿性啰音，心率80次/分，律齐，腹部未见异常。神经系统检查：颅神经未见异常，四肢肌力、肌张力正常，病理征未引出。辅助检查：血常规、颅脑CT、心电图均未见明显异常。

中医诊断：眩晕（风引痰动，胃失和降）。

西医诊断：耳源性眩晕（耳石症）。

治法：祛风化痰，和胃止呕。

方药：半夏白术天麻汤加减。半夏9g，白术9g，天麻9g，陈皮9g，茯苓15g，泽泻30g，蔓荆子9g，生姜10g，甘草3g，大枣2枚。2剂，水煎服，每日1剂。

复诊：2009年10月10日。今日查房，现头晕目眩、动则益甚、恶心欲呕等症状缓解，无明显不适感，舌淡苔白腻，脉弦滑。继服上方5剂，水煎服，每日1剂。

三诊：2009年10月15日。今日痊愈出院。

按语：本案患者形体肥胖，痰湿素盛，水饮内停，复为内风所动，则头晕目眩，痰饮内停，阻碍气机，气机不畅，胃失和降，则恶心呕吐，呕吐痰涎；舌淡苔白腻，脉弦滑为风引痰动之证。总之为风引痰动，胃失和降。方选半夏白术天麻汤以祛风化痰，和胃止呕。方中半夏燥湿化痰，降逆止呕；天麻平肝息风，而止头眩，两者合用，为治风痰眩晕头痛之要药。李东垣在《脾胃论》中说："足太阴痰厥头痛，非半夏不能疗；眼黑头旋，风虚内作，非天麻不能除。"故以两味为君药。以白术、茯苓为臣，健脾祛湿，能治生痰之源。佐以陈皮理气化痰，脾气顺则痰消。使以甘草和中调药；兼加姜、枣调和脾胃，生姜兼制半夏之毒。本方祛痰剂，具有息风化痰、健脾祛湿之功效。主治风痰上扰证：眩晕，头痛，胸膈痞闷，恶心呕吐，舌苔白腻，脉弦滑。临床常用于治疗耳源性眩晕、高血压、神经性眩晕、癫痫、面神经瘫痪等属风痰上扰者。

验案3

患者：刘某某，女，49岁。2018年3月7日初诊。

主诉：头晕4个月，加重1周。

现病史：患者自去年11月份开始偶发出现头晕，近1周头晕发作加重，遂前来就诊。刻诊：头晕头沉，时有晕厥，急躁易怒，神疲嗜睡，夜寐不安，纳呆健忘，口干口苦，小便黄赤，形体肥胖，舌边有一溃疡面，舌质红，舌苔黄腻而厚，脉滑数。查体：血压150/100mmHg，心肺（－），神经系统检查未见阳性体征。颅脑CT示多发腔隙性脑梗死。血脂

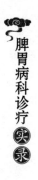

分析：甘油三酯3.83 mmol/L。

既往史：6年前有头部外伤史。

中医诊断：眩晕（痰蒙清窍，风热上攻，血脉不畅）。

西医诊断：脑动脉硬化，腔隙性脑梗死。

治法：涤痰开窍，息风通络。

方药：温胆汤加减。竹茹10g，枳壳12g，半夏10g，茯苓15g，琥珀粉10g（冲服），胆南星6g，石菖蒲12g，钩藤20g，橘红10g，蜈蚣1条，全蝎3g，车前子15g（包煎）。7剂，水煎服，每日1剂。

二诊：2018年3月14日。服药7剂后诉头晕症状减轻，服药期间未出现晕厥，仍有舌边溃疡，伴心烦口干，夜寐欠安，纳食尚可，小便略黄。舌淡红略胖大，舌苔黄腻，脉滑数。仍有痰热之象。处方：黄连10g，半夏10g，陈皮10g，枳壳12g，竹茹10g，茯神15g，甘草5g，山楂10g，夜交藤30g，山栀子10g，淡竹叶10g，苍术10g，神曲12g，牡丹皮10g。7剂，水煎服，每日1剂。

三诊：2018年3月21日。患者诉服用上药后头晕明显减轻，仅有偶发头晕，舌边溃疡愈合，纳可，夜寐转佳，小便色量正常。舌红苔少，脉滑。前方去夜交藤、山栀子、黄连，加石菖蒲10g。处方：半夏10g，陈皮10g，枳壳12g，竹茹10g，茯神15g，甘草5g，山楂10g，淡竹叶10g，苍术10g，神曲12g，牡丹皮10g，石菖蒲10g。7剂，水煎服，每日1剂。

1个月后随访症状未复发。

按语：患者体胖，"肥人多痰"，素体多痰，且多急躁恼怒，气机不畅，气郁化火，所谓"气有余便是火"，火灼肝阴，阴不制阳，肝阳化风，加之患者六年前有头部外伤，脑络受损。这三种病机交织，终致痰热内阻、上扰清窍之证。《丹溪心法·头眩》说："头眩，痰挟气虚并火，治痰为主"，综观本病眩晕全程，病本未更，故始终以温胆汤为主方加减达理气清热化痰。风阳夹痰易上泛清窍，见头晕昏重；痰浊蒙窍，则见嗜睡、寐差；木壅土郁，脾气虚弱，则疲乏；口干口苦为痰热之象，舌有溃疡、小便黄是心火炽盛之证；舌红苔黄腻而厚，脉滑数均为痰热内阻之证。兼顾兼证、次证，一诊时加菖蒲、琥珀开窍，安神宁心，加钩藤、蜈蚣、全蝎平肝息风，化瘀通络；二三诊时，风动之象已有缓解，故此时以化痰清浊为要，加山楂、神曲、苍术增化痰之功，再加竹叶以清心除烦。对于体胖之患者，患病痰浊内停，化风生热，故可加山楂、神曲既化痰又降脂，常效优。

验案4

患者：王某，女，61岁，农民。2009年5月10日初诊。

主诉：因发作性眩晕3年，加重1周来诊。

现病史：患者于3年前出现发作性眩晕，每发则视物旋转如坐舟车，恶心欲吐。在多家医院诊断为"美尼尔综合征"，久治效果不佳。1周前因受凉而复发并加重。察其脉证：头晕目眩，如坐舟车，恶心呕吐，呕吐痰涎，一周内发作数次，伴有头痛头沉，耳鸣耳聋，多汗胸闷，乏力足冷，面色青晦不荣。舌质紫暗，苔白厚，脉沉。颅脑CT未见明显异常。

中医诊断：眩晕（风痰上扰）。

西医诊断：耳源性眩晕。

治法：息风化痰。

方药：半夏白术天麻汤化裁。半夏10g，天麻12g，白术15g，茯苓15g，橘红12g，泽泻30g，钩藤10g，川芎10g，生姜3片，红枣3枚。7剂，水煎服，每日1剂。

复诊：2009年5月17日。近日眩晕未发作，精神转好，仍有头痛，食少，恶心，舌紫暗，脉沉。药证相符，病情好转，仍宗前法。继服7剂。

三诊：2009年5月24日。眩晕一直未发作，精神恢复，食欲增进，面色略见红润，头痛呕吐消失，脉沉有力，舌转淡紫。风痰已去，脾胃已和。于上方去钩藤，以巩固疗效。处方：半夏10g，天麻12g，白术15g，茯苓15g，橘红12g，泽泻30g，川芎10g，生姜3片，红枣3枚。7剂，水煎服，每日1剂。

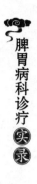

四诊：2009年6月2日。服药后诸症消失，饮食如故，二便调，舌淡红，苔薄白，脉缓。停药观察。

按语：患者眩晕，呕恶，胸闷，伴有头痛身重，面色青晦不荣，足冷，脉沉，舌紫暗等，色舌脉证综合分析，当属痰湿内阻，复为肝风扰动。其病在厥阴，故治当从厥阴为治，宜半夏天麻白术汤化裁。半夏白术天麻汤由半夏、天麻、茯苓、橘红、白术、甘草、生姜、大枣等药物组成。半夏燥湿化痰、降逆止呕，天麻平肝息风止眩晕，两者同为君药；橘红理气化痰，使痰气顺畅，痰气消散；白术、茯苓健脾化湿，治痰源；甘草调和诸药，又能补气健脾。上述药味合用则共奏息风化痰之功，风息痰化，则诸症霍然而愈。

不寐

验案1

患者：张某，男，59岁。2019年5月8日初诊。

主诉：失眠1年余。

现病史：患者近1年来无明显诱因出现失眠，2～3小时方能入睡，且睡后惊醒，醒后再睡更难，长期服用"阿普唑仑，佐匹克隆"等，时需加大安眠药剂量方能睡眠片刻。遂于今日来诊，刻诊：心烦失眠，辗转不安，甚则彻夜难眠，伴多梦易惊，心悸盗汗，口干口苦，神疲倦怠，腰膝酸软，纳食尚可，小便略黄，大便1～2日一次，成形软便。舌质苔少，脉细数。既往史：高血压病史2年。

中医诊断：不寐（阴虚火旺，心肾不交）。

西医诊断：失眠，焦虑状态。

治法：滋阴降火，交通心肾。

方药：黄连阿胶汤加减（颗粒剂）。阿胶10g，黄连10g，黄芩10g，酸枣仁30g，石决明30g，牡蛎30g，首乌藤30g，钩藤15g，鸡子黄1枚。7剂，沸水冲开，小冷，放入一枚鸡子黄，混合搅拌温服，每日1剂，早晚两次分服。

复诊：2019年5月15日。服药后自感症状减轻，服阿普唑仑2片能睡4～5小时，且口干口苦，心烦盗汗明细好转。舌脉同前。上方加石菖蒲10g。处方：阿胶10g，黄连10g，黄芩10g，酸枣仁30g，石决明30g，牡蛎30g，首乌藤30g，钩藤15g，鸡子黄1枚，石菖蒲10g。继服7剂。

回访：2019年5月30日。诉睡眠明显改善，余症状基本消失。复诊方继服7剂以善其后。

按语：黄连阿胶汤出自《伤寒论》，为中医经典名方，具有育阴清热、滋阴降火之功，为治少阴阴虚火旺证常用方。刘红书用该方或加味治疗他病，收效甚佳，清代吴鞠通《温病条辨》下篇第11条谓："少阴温病，真阴欲竭，壮火复炽，心中烦不得卧者，黄连阿胶汤主之。"并注释曰："此证阴阳各自为道，不相交互，去死不远。故以黄芩从黄连，外泻壮火而内坚真阴；以芍药从阿胶，内护真阴而外捍亢阳……其交关变化神明不测之妙，全在一鸡子黄……盖鸡子黄有地球之象，为血肉有情，生生不已，乃奠安中焦之圣品。"《医学衷中参西录》中记载："黄连味苦入心，性凉解热，故重用之以解心中发烦，辅以黄芩，恐心中之热扰及肺也……清肺亦所以清肾也。芍药味兼苦酸，其苦也善降，其酸也善收，能收降浮越之阳，使之下归其宅，而性凉又能滋阴，兼能利便，故善滋补肾阴……阿胶……其性善滋阴，又善潜伏，能直入肾中以生肾水。鸡子黄中含有副肾髓质之分泌素，推以同气相求之理，更能直入肾中以益肾水，肾水充足，自能胜热逐邪以上镇心火之妄动，而心中发烦自愈矣。"配合石决明、钩藤清肝明目，润肠通便，降血压；牡蛎、酸枣仁安神助眠。

验案2

患者：许某，女，47岁。2020年4月21日初诊。

现病史：失眠月余。刻诊：心烦失眠，难以入睡，甚则彻夜不眠，

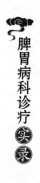

多梦易惊，胸闷气短，善叹息，头晕耳鸣。食欲不振，口干欲饮，大便溏软，小便无异常。舌质淡红，苔薄白，脉弦细数。

中医诊断：不寐病（肝血不足，虚热扰神，心神不安）。

西医诊断：焦虑状态。

治法：养血安神，清热除烦。

方药：酸枣仁汤化裁。酸枣仁15g，知母12g，茯苓15g，当归12g，川芎10g，黄连5g，肉桂3g，百合30g，甘草6g。7剂，开水冲服，每日1剂，早晚两次分服。

复诊：2020年4月29日。睡眠有所改善，夜寐4～5小时，舌质淡红，苔薄白，脉弦细。上方加珍珠母30g。处方：酸枣仁15g，知母12g，茯苓15g，当归12g，川芎10g，黄连5g，肉桂3g，珍珠母30g，百合30g，甘草6g。7剂，开水冲服，每日1剂，早晚两次分服。

按语：本案患者因肝血不足，阴虚内热而致。中医认为肝藏血，心藏神而主血脉，肝血旺方能养心，心得以养则神能归舍。肝血不足，则魂不守舍；心失所养，加之阴虚生内热，虚热内扰，故虚烦失眠，心悸不安。血虚无以荣润于上，每多伴见头目眩晕，咽干口燥。舌红，脉弦细数乃血虚肝旺之证。治宜养血安神，清热除烦。方中重用酸枣仁为君，养血补肝，宁心安神。茯苓宁心安神；知母苦寒质润，滋阴润燥，清热除烦，共为臣药。与君药相伍，以助安神除烦之功。佐以川芎之辛散，调肝血而疏肝气，与大量之酸枣仁相伍，辛散与酸收并用，补血与行血结合，具有养血调肝之妙。甘草和中缓急，调和诸药。更加黄连肉桂之交泰丸，交济水火，水火既济。百合清心安神。

验案3

患者：赵某某，女，57岁。2017年5月26日初诊。

主诉：失眠反复发作6年，加重半年。

现病史：患者近6年来反复出现失眠，入睡困难，入睡时2个小时以上方能入睡，易惊醒，醒后入睡更难，需用镇静药入睡助眠。刻诊：

心烦失眠，烦躁不安，甚则彻夜不眠，忐忑不安，伴头痛头晕，急躁易怒，腹胀纳呆，嗳气频繁。纳呆便溏，小便可。舌质暗红，苔黄厚腻，脉滑。

中医诊断：不寐（痰火扰心，心神不宁）。

西医诊断：①失眠；②焦虑状态。

治法：清热化痰，宁心安神。

方药：温胆汤加减。枳实12g，竹茹10g，半夏10g，陈皮10g，茯苓15g，黄连10g，酸枣仁20g，合欢花30g，石菖蒲10g，胆南星10g，珍珠母30g。7剂，水煎服，每日1剂，午、晚分两次服。

复诊：2017年6月3日。服药后自觉睡眠入深，情绪好转，舌质暗红苔转薄，脉沉弦。上方去胆南星、珍珠母、合欢花、茯苓，加茯神、钩藤、栀子、川芎。处方：枳实12g，竹茹10g，半夏10g，陈皮10g，黄连10g，酸枣仁20g，石菖蒲10g，茯神15g，钩藤12g，栀子10g，川芎10g。14剂，水煎服，每日1剂，午、晚分两次服。

治疗2周后，睡眠好转。

按语：不寐多为情志所伤、饮食不节、劳逸失调、久病体虚等因素引起脏腑功能紊乱，气血失和，阴阳失调，阳不入阴而发病。病位主要在心，涉及肝胆脾胃肾，病性有虚有实，且虚多实少。治疗以补虚泻实、调整脏腑阴阳为原则。本例患者素体肥胖，痰郁生热，痰热上扰，则失眠心烦，故以温胆汤加黄连清热化痰降火，石菖蒲开窍豁痰安心神，再配以酸枣仁、合欢花等宁心安神。临证审因治之，故能药到病除。

二、肺系病证验案

感冒

验案1

患者：曹某，女，46岁。2020年4月20日初诊。

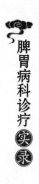

主诉：咽痛，发热恶寒3天。

现病史：患者于3天前出现发热恶寒，咽痛不适，自服感冒胶囊无效，于今日来诊。刻诊：咳嗽咽痛，发热恶寒，伴干咳少痰，痰黏而稠，鼻塞流涕，周身困重，口干口渴，周身乏力，口淡无味，食欲不振，便干尿赤。舌红，苔薄白，脉浮数。查体：体温37.1℃，咽部红肿充血，扁桃体Ⅱ度肿大，肺部听诊呼吸音粗，未闻及杂音，无干湿性啰音。实验室检查：血常规：白细胞3.43×10^9/L。

中医诊断：感冒（风热表证）。

西医诊断：上呼吸道感染。

治法：辛凉解表，清热解毒。

方药：银翘散化裁。金银花30g，连翘15g，荆芥10g，牛蒡子10g，桔梗10g，芦根15g，淡豆豉10g，板蓝根30g，贯众15g，杏仁10g，甘草6g，羌活10g，薄荷10g。5剂，开水冲服，每日1剂，早、晚两次分服。

复诊：2020年4月25日。热退身凉，仍咽部不适，干咳无痰，舌淡红，苔薄白，脉浮。继服上方5剂，开水冲服，每日1剂，早、晚两次分服。

其后告知其病已愈。

按语：金银花、连翘配伍既有辛凉透表、清热解毒的功效，又能够芳香辟秽；薄荷、牛蒡子能够散风热、清头目，还可以解毒利咽；荆芥、淡豆豉辛散透表；芦根清热生津；桔梗、杏仁宣肺止咳；贯众清热解毒；甘草调和诸药。诸药一同配伍，既有利于发表透邪，又达到了辛凉的功效，既能外散风热，又可以解毒辟秽。

验案2

患者：刘某某，男，73岁。2021年4月20日初诊。

现病史：乏力困倦，恶寒发热1天。刻诊：恶寒发热，热重寒轻，伴咳嗽气促，痰难以咳出，乏力困倦，口干口渴，舌质红苔黄，脉浮数。体格检查：体温39℃，双肺听诊呼吸音粗，双肺未闻及明显的干湿性啰音。心律齐，心音可，心脏各瓣膜听诊区未闻及病理性杂音。腹部膨隆，腹部可见明显静脉曲张，未见胃肠型及蠕动波，全腹无明显压痛及反跳痛，肝脾肋下未触及，双下肢无水肿。辅助检查：①血常规示：白细胞计数2.74×10^9/L，中性粒细胞计数1.8×10^9/L，淋巴细胞0.3×10^9/L，C-反应蛋白1.34 mg/L。②核酸检测报告（-）；③胸部CT示：支气管炎症；双肺炎症。

既往史：糖尿病病史10余年；食管-胃底静脉曲套扎术后6年；布加综合征5年；白内障手术病史。

中医诊断：感冒（外感风热，肺失宣降）。

西医诊断：①急性上呼吸道感染；②布加综合征。

治法：辛凉解表，宣肺止咳。

方药：麻杏石甘汤化裁。麻黄6g，杏仁12g，石膏30g，金银花30g，连翘15g，鱼腥草30g，甘草6g。3剂，开水冲服，每日1剂。

复诊：2021年4月23日。药后翌日体温已降，至今未在发热，但咳嗽加重，痰深难以咳出，舌质红苔黄，脉弦滑。表证已解，邪热陷胸。治以清热化痰，解毒散结。方以小陷胸汤（黄连易黄芩）化裁。处方：黄芩15g，半夏10g，瓜蒌15g，金银花30g，连翘15g，鱼腥草30g，川贝母6g，甘草6g。7剂，开水冲服，每日1剂。

三诊：2021年4月30日。药后2天后咳嗽减轻，痰易咳出，量多色黄质稠。现诸症消失，轻咳，痰白清稀。舌淡红苔薄白，脉滑。血常规检查正常，胸部CT：炎症吸收。今日出院。建议继服上方5剂。

按语：患者久病体虚，感受外邪，外邪袭表，正邪相争，则恶寒发热；春季风温当令，感人则热重寒轻；外邪袭肺，肺失宣降，则咳嗽气促；热盛伤津耗气，则乏力困倦，口干口渴也。舌质红苔黄，脉浮数为风热袭表之象。遵"在表者汗而发之""热者寒之"，以麻杏石甘汤辛凉解表，加金银花、连翘、鱼腥草以清热解毒。表解之后，邪热陷胸，则以小陷胸汤化裁清热化痰、解毒散结。方黄连易黄芩者，是黄芩善清肺热也。

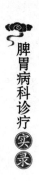

喘病哮病案

验案1

患者：陈某，女，76岁。2010年11月26日初诊。

现病史：患者于2010年11月6日因神志不清，喘闷，双下肢功能障碍，小便失禁1个小时住我院内科病房。颅脑、胸部CT：双侧半卵圆中心、放射冠、基底节、左侧丘脑可见低密度影。双肺纹理增多紊乱，双肺透光度减低，局部见磨玻璃样密度增高影。随机血糖15 mmol/L。予改善脑代谢、降纤、抗凝、控制血糖、稀释痰液、抗菌消炎等治疗。2010年11月11日病情加重，构音障碍，吞咽困难，呛咳不止，左上肢失用，双下肢软瘫。脑梗死进展加重期，先后静脉滴注"七叶皂苷、神经节苷脂、胞二磷胆碱，配合中成药血栓通"等。72小时痰培养加药敏：金黄色葡萄球菌，根据药敏选用头孢他啶、万古霉素等抗生素应用2周后无效，反痰量增多，喘息加重，发热，体温高达39.6℃。遂邀请中医会诊，刻诊：患者精神淡漠，面色萎黄，面目水肿，汗出，喘满痰多，痰色白而黏稠，舌淡红，边齿印，苔白腻，脉浮无根，沉取无力。

既往史：既往有糖尿病史10年。

中医诊断：喘证（阳虚血亏，寒痰凝滞）。

西医诊断：①肺炎；②多发性脑梗死；③2型糖尿病。

治法：遂停抗生素，治以温散痰结、宣肺化饮。

方药：麻黄细辛附子汤加味。麻黄6g，细辛3g，熟附片10g，熟地12g，白芥子12g，葶苈子30g，红参15g，肉桂6g，炮姜10g。3剂，水煎服，每日1剂，各150ml，分两次胃管注入。

复诊：2010年11月29日。服1剂后，当夜咳喘平稳，汗出减少，再进两剂，体温降至37.4℃，浊痰减少，脉较前有力，效不更方，上方再进10剂。处方：麻黄6g，细辛3g，熟附片10g，熟地12g，白芥子12g，葶苈子15g，红参15g，肉桂8g，炮姜10g。10剂，水煎服，每日1剂，各150ml，分两次胃管注入。

三诊：2010年12月9日。诸般危象渐除，复查痰培养加药敏未见细菌生长。

按语：患者年老体弱，肾阳式微，兼长期应用抗生素及大量清热解毒、凉润化痰之品，损伤脾胃，寒湿内结。以致阴霾四布，脾肾阳气渐衰。寒邪阻滞，阳气不得宣达，临床呈现真寒假热之象。通过宣通气血、温散痰结之法，气机升降自如，阴阳调和，诸恙皆平。

验案2

患者：梁某，女，50岁。2013年5月12日初诊。

主诉：咳嗽喘促10年余，加重10余天。

现病史：患者于10年前出现咳嗽喘促，反复发作。最近10余天因"感冒"加重。刻诊：喘促时作，喉间痰鸣，咳嗽阵作，痰黄黏稠，恶寒身热，时有汗出，口干口渴，饮食欠佳，便溏尿黄，舌质暗，舌苔黄腻，脉滑数。查体：体温37.6℃，双肺呼吸音粗，可闻及干湿性啰音，心音正常，心率快，心率105次/分，律整，余（－）。辅助检查：心电图示：①窦性心动过速：心率103次/分；②侧壁及下壁缺血，T波改变。胸片示：支气管炎性改变（肺纹理增粗，模糊，肺中下野点状阴影）。

中医诊断：喘证（表寒未解，入里化热）。

西医诊断：慢性支气管炎。

治法：外散风寒，清肺平喘。

方药：麻杏石甘汤化裁。麻黄6g，杏仁10g，石膏30g，黄芩12g，鱼腥草30g，金银花30g，川贝母6g，甘草6g。6剂，水煎服，每日1剂。

复诊：2013年5月18日。服药后发热已退，咳喘明显减轻，仍有喘促，动则加重，咳嗽吐痰，色黄黏稠，易咳出，大便稀薄。舌质红苔腻，脉滑数。表邪已解，痰热仍盛。上方麻黄改炙麻黄，加瓜蒌、半夏、海浮石，以清肺化痰、宣肺平喘。处方：炙麻黄6g，杏仁10g，石膏30g，黄芩12g，鱼腥草30g，金银花30g，川贝母6g，瓜蒌12g，半夏12g，海浮石15g，甘草6g。6剂，水煎服，每日1剂。

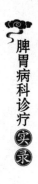

三诊：2013年5月24日。现喘促已平，咳嗽明显减轻，痰白质黏，神疲乏力，纳少便干，舌淡苔白，脉滑。证属脾失健运，痰湿阻肺，肺失肃降。治以健脾化痰，肃肺降气。方以六君子汤合三子养亲汤化裁。处方：人参10g，白术10g，茯苓15g，陈皮10g，半夏10g，白芥子6g，苏子10g，瓜蒌12g，川贝母6g，黄芩10g，甘草6g。10剂，水煎服，每日1剂。

按语：患者素有痰浊阻肺，复感外寒，则恶寒发热，未及时治疗，外邪入里，郁而化热，痰热互结，肺失肃降则喘促而作，痰黄黏稠，汗出口渴尿黄，舌质暗，舌苔黄腻，脉滑数均为痰热阻肺。初诊之时，其病位在肺，以邪实为主，故治以外以散寒，内清肺热，化痰平喘；后表邪已解，痰热未清，则以清热化痰、肃肺平喘为治；再后其病脾肺气虚、痰湿内阻，即"脾为生痰之源，肺为储痰之器"，其证以虚为本，以实为标，故其治当标本兼治为主，本案充分体现了中医辨证施治的主导思想。

验案3

患者：赵某，女，44岁。2016年4月28日初诊。

主诉：呼吸急促，喉间痰鸣反复发作10年余，复发并加重1个月。

现病史：患者于10年余前出现呼吸急促，喉间痰鸣，反复发作，被诊断为"支气管哮喘"，长期服用激素及平喘药。1个月前因受凉后致发热，哮喘，自服激素、平喘药及抗生素无效，遂来诊。刻诊：呼吸急促，喉间痰鸣，伴恶寒发热，寒重热轻，鼻塞流泪，口干欲饮，舌质暗红，苔黄，脉弦数。查体见双肺满布哮鸣音，胸片示慢性阻塞性肺疾病。

中医诊断：哮病，发作期（寒饮内停，风寒外束，兼肺有郁热）。

西医诊断：支气管哮喘。

治法：温肺化饮，外散风寒，佐清肺热。

方药：小青龙汤合麻黄汤加减。桂枝10g，白芍15g，麻黄6g，干姜

6g，细辛3g，半夏10g，五味子6g，杏仁10g，款冬花12g，石膏30g，炙甘草6g。7剂，水煎服，每日1剂。

复诊：2016年5月5日。服药3剂时其喘已减大半，舌红苔白腻，脉弦。上方再进7剂。

三诊：2016年5月12日。现已恢复发作前状态，但仍胸闷气短，时咳吐痰涎，动则微喘，舌淡红，苔白滑。脉细弱。证属外寒已散，痰饮未尽，肺气虚损。治以温肺化饮、补肺平喘，以苓甘五味姜辛汤化裁以善其后。处方：茯苓15g，甘草10g，细辛6g，五味子6g，干姜10g，黄芪15g，西洋参6g，款冬花12g，浙贝母10g，炙麻黄6g，7剂，水煎服，每日1剂。

按语："哮喘"发作期，多因痰饮内停，复感外邪，外邪引动痰饮，肺失肃降所致。小青龙汤既能外散风寒，又能温肺化饮，与本案病机相符，再佐以石膏、款冬花以清肺化痰，使外邪散，内饮化，肺热清，其喘自缓也。然本病外邪宜祛，内饮难消，故喘缓后以苓甘五味姜辛汤以善其后。

验案4

患者：郭某，女，40岁。2020年4月10日初诊。

主诉：咳嗽反复发作10余年。

现病史：患者于10余年前出现干咳，先后就诊于多家医院，诊断为"咳嗽变异性哮喘"，服用孟鲁司特等有效，但反复发作，遂来诊。察其脉证：干咳阵作，每因着凉而发作，痰少清稀，咽干咽痒，纳可，便微溏，小便可。舌质红，苔白，脉弦。

中医诊断：咳嗽（外寒内饮）。

西医诊断：变异性咳嗽。

治法：外散风寒，温肺化饮。

方药：小青龙汤化裁。桂枝12g，白芍15g，炙麻黄6g，干姜6g，细辛6g，五味子6g，半夏10g，款冬花12g，炙甘草10g。7剂，水煎服，每

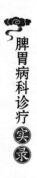

日1剂。

复诊：2020年4月17日。服药后咳嗽明显改善，现遇冷咽痒，咳嗽无痰，纳可，二便调。舌淡，苔白，脉弦。以上方加桔梗、杏仁。处方：桂枝12g，白芍15g，炙麻黄6g，干姜6g，细辛6g，五味子6g，半夏10g，款冬花12g，炙甘草10g，桔梗12g，杏仁12g。14剂，水煎服，每日1剂。

三诊：2020年5月2日。诸症若失，舌淡红，苔薄白，脉和缓。恐痰饮难以速化，嘱苓甘五味姜辛汤继服。处方：茯苓30g，干姜6g，细辛6g，五味子6g，甘草6g，川贝母6g，款冬花12g，紫菀12g。15剂，水煎服，每日1剂。

1个月后回访病情稳定。

按语：变异性咳嗽归属中医"内伤咳嗽"范畴，多因痰饮内停、复感外邪、外邪触动痰饮而发，其病位在肺，与脾、肾相关。病理因素主要是痰饮与外邪。在治疗上以外散表邪，温肺化饮为主。临证时，以小青龙汤为主方治之常可获效。若外邪不明显，则可用苓甘五味姜辛汤化裁。

肺痛

验案

患者：张某，男，67岁。2010年10月4日初诊。

主诉：咳嗽，痰中带血4年。呼吸困难20余天。

现病史：患者于4年前出现咳嗽，痰中带血，后被诊断为"支气管肺癌（左肺上叶）"于2006年9月行手术治疗，半年后ECT检查发现肋骨及胸椎多处转移病灶。2007年7月遂邀余诊治：先后予以化痰软坚、益气养阴、活血破瘀等治疗近3年，其间配合2次放疗，病情稳定。1个月前再次发现肋骨多个转移病灶，在外院进行化疗。20余天前出现呼吸困难，被诊断为"肺部感染"，经多种抗生素治疗无效，遂自动出院回家，再次邀余在其家中诊治。刻诊：呼吸急促，持续吸氧仍不缓解，动则尤甚，痰声辘辘，胸脘痞满，咳吐痰涎，痰如米粥，痰中带血，血色暗红，发热汗出，渴不欲饮，脘胀纳呆，食欲不振，恶心欲吐，尿赤便干。双目无神，面色灰暗，形体消瘦，呼吸急促，舌红苔黄，脉滑数无力。双肺满布干湿性啰音，心率112次/分，心音低钝。

中医诊断：肺痈（痰热结胸，邪盛正虚）。

西医诊断：①肺部感染；②支气管肺癌并转移。

治法：清热化痰，祛瘀解毒，佐以扶正祛邪。

方药：小陷胸汤合千金苇茎汤化裁。半夏10g，黄连10g，瓜蒌12g，苇茎15g，薏苡仁30g，冬瓜仁30g，桃仁12g，川贝母10g，炒莱菔子15g，仙鹤草30g，鱼腥草30g，人参10g，甘草10g。3剂，水煎服，每日1剂。

复诊：2010年10月7日。服药后呼吸困难减轻，现已能间断停止吸氧。咳嗽吐痰，痰如米粥，痰中带血，血色暗红，发热已退，汗出较多，脘腹胀满，大便5日未行。舌红苔黄，脉滑数无力。左肺呼吸音粗，可闻及散在湿性啰音，右肺仍满布干湿性啰音。痰热渐清，病势趋缓，但邪气仍盛，正气未复，兼腑气不通。仍宗前法，配以通腑泄热。方以宣白承气汤合千金苇茎汤化裁。处方：石膏30g，杏仁12g，瓜蒌12g，大黄6g，薏苡仁30g，苇茎15g，川贝母10g，炒莱菔子15g，仙鹤草30g，鱼腥草30g，人参12g，五味子12g。3剂，水煎服，每日1剂。

三诊：2010年10月11日。服药后便下燥屎数枚，脘腹胀满消失，能进少量固体食物，呼吸困难明显好转，已停止吸氧。痰量明显减少，痰白而稠，无血性痰液，并能下床活动，仍气短乏力，口干口渴。舌红苔少，脉细数。邪气已衰，正气未复，气阴俱虚。恐死灰复燃，仍宗前法以清泻余邪，佐以益气养阴。方以小陷胸汤合千金苇茎汤化裁加天门冬、知母、人参以益气养阴。处方：半夏10g，黄连10g，瓜蒌12g，芦根30g，冬瓜仁30g，桃仁12g，川贝母10g，炒莱菔子15g，白花蛇舌草30g，鱼腥草30g，天门冬15g，知母12g，人参10g，甘草10g。7剂，水煎

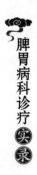

服，每日1剂。

四诊：2010年10月21日。现病情明显减轻。呼吸休息时平稳，活动后仍急促，心悸汗出，偶咳痰少，口干欲饮，双肺呼吸音粗，可闻及散在湿性啰音，舌淡红苔少，脉细数无力。邪气已消，气阴未复。给予益气养阴，润肺化痰。生脉散化裁。处方：西洋参10g，麦门冬12g，五味子12g，川贝母10g，款冬花12g，知母12g，鳖甲30g，黄芪30g，甘草10g。10剂，水煎服，每日1剂。

五诊：2010年10月31日。患者今日在家属帮助下步行上楼来诊。现病情稳定，活动后气短，时咳白黏痰，不汗出，纳食可，二便调。舌淡红，苔薄白，脉细数。现肺痈已愈，正气亏虚未复，元气不足，瘀血内阻。治以补中益气，养阴润肺，破瘀散结。给予补中益气汤化裁。处方：人参10g，黄芪20g，升麻10g，柴胡10g，陈皮10g，天门冬15g，麦门冬15g，五味子12g，川贝母10g，知母10g，鱼腥草30g，白花蛇舌草30g，莪术10g，甘草10g。10剂，水煎服，每日1剂。

按语：患者久病体虚，化疗伤正，正气不足，外邪伤肺，化热酿痰。痰热结胸，肺失宣降，则呼吸急促，痰声辘辘，咳吐痰涎，胸脘痞满；痰瘀互结，热盛肉腐，则痰如米粥，痰中带血，血色暗红；正邪相争，营卫失调，则发热汗出；病及脾胃，运化失职，受纳腐熟无权，则脘胀纳呆，食欲不振，恶心欲吐；里热炽盛，则尿赤便干；"壮火食气"，元气损伤，则呼吸急促，持续吸氧仍不缓解，动则尤甚；双目无神，面色灰暗，形体消瘦，舌红苔黄，脉滑数无力为邪盛正虚之象。其病机复杂，病情较重，其病位在肺，与心、脾、胃及大肠有关：在肺者在于宣降失职，在心者气阴两虚，在脾者运化无权，中气不足，清阳不升；在胃及大肠者，腑气不通也。其病理因素有痰、热、瘀血；其病本虚标实，虚实夹杂。故当以清热化痰、祛瘀解毒，佐以扶正祛邪为治。分别选用小陷胸汤清热化痰，千金苇茎汤祛瘀解毒，宣白承气汤脏腑同治，配川贝母、炒莱菔子以加强化痰之功，合仙鹤草、鱼腥草以清热解毒，人参、五味子、天门冬、麦门冬以扶正气。在治疗过程中，先以清热化痰、祛瘀解毒为主；继以益气养阴为主。使邪气祛，正气复，其病自愈。

三、脾胃、肝胆系病证验案

泛酸

验案1

患者：陶某，男，56岁。2011年6月10日初诊。

主诉：反酸、烧心1年，加重月余。

现病史：患者于1年前出现反酸、烧心，曾在多家医院诊治，诊断为"反流性食管炎，慢性浅表性胃炎"。给予雷尼替丁、奥美拉唑、普瑞博思等治疗，病情好转，但不能停药。1个月前因饮酒过度而加重。刻诊：反酸烧心，食后更甚，胸脘灼热，泛吐痰涎，脘痞腹胀，嗳气频繁，口黏口渴，欲冷饮，胃纳尚佳，大便略溏，舌红苔黄厚腻，脉滑。胃镜示：食管炎，浅表性胃炎。

中医诊断：泛酸（痰热中阻，升降失常）。

西医诊断：胃食管反流病。

治法：清热化痰，和胃降逆。

方药：黄连温胆汤化裁。黄连12g，陈皮10g，半夏10g，茯苓12g，枳实10g，竹茹10g，胆南星6g，乌贼骨24g，牡蛎24g，莱菔子15g，吴茱萸3g，麦冬12g，甘草6g。7剂，水煎服，每日1剂。

复诊：2011年6月17日。服药后泛吐痰涎，反酸烧心，胸脘灼热减轻，仍脘痞腹胀，嗳气，口黏口渴，大便略溏，舌红苔厚腻，脉滑。仍有痰热中阻，升降失常。上方加浙贝母以化痰制酸。处方：黄连12g，陈皮10g，半夏10g，茯苓12g，枳实10g，竹茹10g，胆南星6g，乌贼骨24g，牡蛎24g，莱菔子15g，吴茱萸3g，麦冬12g，浙贝母10g，甘草6g。7剂，水煎服，每日1剂。

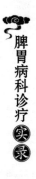

三诊：2011年6月24日。服药后泛吐痰涎，反酸烧心，胸脘灼热减轻，仍脘痞，午后、夜间时有疼痛，口黏口渴，大便略溏，舌质略暗，舌红苔腻，脉滑。证属湿热中阻，气机不畅，胃络瘀阻。治以清热化湿、行气化瘀，佐以缓急止痛。方用平胃散合失笑散化裁。处方：苍术12g，厚朴10g，陈皮10g，黄连10g，吴茱萸3g，乌贼骨30g，蒲黄12g（包煎），五灵脂6g，浙贝母10g，白芍15g，甘草6g。7剂，水煎服，每日1剂。

四诊：2011年7月2日。服药后诸症若失，大便已调，舌质略暗，舌红苔薄白腻，脉滑。湿热瘀血渐消，气机已调。继服上方7剂，以巩固疗效。

2011年11月19日患者来院告知其病已愈。

按语：本例乃属中医"吐酸"之病，其病因病机为饮酒过度，损伤脾胃，痰湿内生，郁而化火，上扰胸膈，胃气上逆。其治当以清热化痰、和胃降逆为主。是方以黄连温胆汤以清热化痰、和胃降逆；牡蛎、乌贼骨以制酸，左金丸（黄连、吴茱萸）以清肝泄热。三诊时湿热未化，气机不畅，兼胃络瘀阻。故改平胃散合失笑散化裁，取其清热化湿、行气化瘀，佐以缓急止痛。使热清痰化湿去，胃和气降，瘀血得行，其病则愈。

验案2

患者：高某，女，70岁。2011年8月10日初诊。

主诉：反酸，烧心反复发作10年，加重3个月余。

现病史：10年前出现反酸、烧心，曾在多家医院诊治，诊为反流性食管炎，慢性浅表性胃炎。给予雷尼替丁、奥美拉唑、快胃片、硫糖铝、普瑞博思（西沙必利）等治疗，病情好转。但不能停药。加重3个月余，病史不详。察其脉证：反酸、烧心，食后更甚，胸脘灼热，泛吐痰涎，脘痞腹胀，嗳气频繁，口黏口渴，欲冷饮，胃纳尚佳，大便略溏，舌红苔黄厚腻，脉滑。胃镜示：食管炎，浅表性胃炎。

中医诊断：吐酸（痰热中阻，升降失常）。

西医诊断：胃食管反流病。

治法：清热化痰，和胃降逆。

方药：黄连温胆汤化裁。陈皮10g，半夏10g，茯苓12g，枳实10g，竹茹10g，胆南星6g，乌贼骨30g，牡蛎30g，黄连3g，吴茱萸3g，麦冬12g，甘草6g。水煎服，5剂。

复诊：2011年8月15日。药后泛吐痰涎，反酸、烧心、胸脘灼热减轻，仍脘痞腹胀，嗳气，口黏口渴，大便略溏，舌红苔厚腻，脉滑。仍有痰热中阻，升降失常。上方加大贝母10g。处方：陈皮10g，半夏10g，茯苓12g，枳实10g，竹茹10g，胆南星6g，乌贼骨30g，牡蛎30g，黄连3g，吴茱萸3g，麦冬12g，大贝母10g，甘草6g。水煎服，5剂。

三诊：2011年8月22日。药后泛吐痰涎，反酸、烧心、胸脘灼热减轻，仍脘痞，午后、夜间时有疼痛，口黏口渴，大便略溏，舌质略暗，舌红苔腻，脉滑。证属湿热中阻，气机不畅。治以清热化湿，行气和胃，佐以缓急止痛。方用平胃散化裁。处方：苍术12g，厚朴10g，半夏10g，黄连10g，吴茱萸6g，乌贼骨30g，大贝母10g，白及10g，白芍15g，甘草6g。水煎服，7剂。

四诊：2011年8月29日。药后诸症若失，大便已调，舌质略暗，舌红苔薄白腻，脉滑。湿热瘀血渐消，气机已调。继服上方6剂，以巩固疗效。处方：苍术12g，厚朴10g，半夏10g，黄连10g，吴茱萸6g，乌贼骨30g，大贝母10g，白及10g，白芍15g，甘草6g。水煎服，7剂。

五诊：2011年11月2日。患者来告其病已愈。

按语：本例乃属中医"吐酸"之病，其病因病机为饮食不节，损伤脾胃，痰湿内生，郁而化火，上扰胸膈，胃气上逆。其治当以清热化痰、和胃降逆为主。是方以温胆汤以清热化痰，和胃降逆；牡蛎、乌贼骨以制酸，左金丸以清肝泄热。四诊时湿热未化，气机不畅。故改平胃散取其清热化湿，行气化瘀，佐以缓急止痛。使热清痰化湿去，胃和气降，瘀血得行，其病则愈。

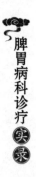

验案3

患者：刘某某，女，36岁。2014年5月17日初诊。

现病史：患者因烧心、反酸反复发作3年，加重1个月余遂来诊。刻诊：烧心、反酸，上腹隐痛，喜温喜按，嗳气频繁，懒言乏力，口淡无味，大便溏软，小便清长。胃镜示：反流性食管炎，浅表性胃炎，Hp（＋）。舌淡苔薄白，脉弦缓。

中医诊断：泛酸（脾胃虚寒证）。

西医诊断：反流性食管炎。

治法：温中健脾，和胃降逆。

方药：香砂六君子汤合吴茱萸汤加减。砂仁6g，木香6g，人参10g，白术12g，茯苓15g，半夏12g，陈皮6g，吴茱萸9g，浙贝母10g，海螵蛸30g，甘草6g，生姜10g，大枣6g。7剂，每日1剂，早晚两次分服。

二诊：2014年5月24日。服药后自述胃部疼痛不适缓解，但仍烧心、反酸，口淡无味，食欲不振，上方加瓦楞子、炒麦芽以强制酸消食之功。处方：人参10g，白术12g，茯苓15g，半夏12g，陈皮6g，砂仁6g，木香6g，吴茱萸9g，浙贝母10g，海螵蛸30g，瓦楞子30g，炒麦芽12g，甘草6g，生姜10g，大枣6g。7剂，每日1剂，早晚两次分服。

三诊：2014年6月1日。服药后诸症减轻，嘱患者继服上方7剂巩固疗效。

按语：脾胃虚寒、浊阴上逆者宜温中补虚、降逆止呕。方以香砂六君子汤合吴茱萸汤加减。柯琴曰："经曰：壮者气行则愈，怯者着而为病。盖人在气交之中，因气而生，而生气总以胃气为本，若脾胃一有不和，则气便着滞，或痞闷哕呕，或生痰留饮，因而不思饮食，肌肉消瘦，诸证蜂起而形消气息矣。四君子气分之总方也，人参致冲和之气，白术培中宫，茯苓清治节，甘草调五藏，胃气既治，病安从来？然拨乱反正又不能无为而治，必举大行气之品以辅之。则补者不至泥而不行，故加陈皮以利肺金之逆气，半夏以疏脾土之湿气，而痰饮可除也，加木香以行三焦之滞气，缩砂以通脾肾之元气，而膹郁可开也，君得四辅则功力倍宣，四辅奉君则元气大振，相得而益彰矣。"方中人参、白术、茯苓、甘草甘温益胃；陈皮、半夏、砂仁行气降逆。吴茱萸味辛苦而性热，归肝、脾、胃、肾经，既能温胃暖肝以祛寒，又善和胃降逆以止呕，一药而两擅其功。生姜温胃散寒，降逆止呕。吴茱萸与生姜相配，温降之力甚强。人参甘温，益气健脾，大枣甘平，合人参以益脾气，合生姜以调脾胃。诸药配伍，温中与降逆并施，寓补益于温降之中，共奏温中补虚，降逆止呕之功。

验案4

患者：国某某，女，63岁。2010年5月3日初诊。

主诉：烧心4～5个月。

现病史：患者于4～5个月前因心情不畅而致烧心，在当地服用快胃片等无效。刻诊：烧心反酸，胸脘胀满，嗳腐酸臭，口苦而干，欲冷饮，胃纳尚可，心烦易怒，大便略干，舌红苔白，脉弦。体格检查：一般状况可，心肺（–），腹软，上腹部轻压痛，无反跳痛，未触及包块，肝脾未触及，墨菲征（–），余（–）。胃镜示：浅表性胃炎。

中医诊断：吐酸（肝胃郁热）。

西医诊断：①胃–食管反流病。②慢性浅表性胃炎。

治法：清肝和胃。

方药：化肝煎合左金丸化裁。牡丹皮12g，栀子10g，青皮10g，陈皮10g，泽泻10g，黄连6g，吴茱萸6g，麦冬12g，玉竹12g，大贝母10g，乌贼骨30g，白芍15g，甘草6g。4剂，水煎服，每日1剂。

二诊：2010年5月7日。服药后诸症减轻，进食后仍时有反酸烧心，急躁易怒，大便已软，舌红苔白，脉弦。药已对证，效不更方，上方7剂继服。

三诊：2010年5月14日。诸症消失，舌红苔薄白，脉和缓。嘱上方再进7剂后停药观察。

下篇 验案

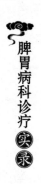

按语：本例病因病机乃平素肝气不舒，气机郁滞，横逆犯胃，肝胃郁热。郁而作酸，则反酸烧心，嗳腐酸臭；郁而化火，则心烦易怒，口苦而干，欲冷饮；热盛伤津，则欲冷饮，大便略干。舌红苔白，脉弦为肝胃郁热之证。总之为肝胃郁热之证，故其治以清肝和胃为主，方以化肝煎合左金丸化裁。方中牡丹皮、栀子清肝热，青皮、陈皮疏理气机，泽泻淡渗以引热下行，黄连、吴茱萸泻火佐金以制木，白芍柔肝，玉竹、麦门冬养阴和胃，使气机得畅，郁火得清，胃气得和，其病则愈。

验案5

患者：张某，女，56岁。2009年9月4日初诊。

主诉：嗳气、反酸反复发作10余年，复发3个月余。

现病史：患者10余年来反复出现反酸、嗳气、烧心，曾长年服用H_2受体拮抗剂、质子泵抑制剂等药，病情能得到控制。3个月前复发。刻诊：反酸烧心，嗳气频繁，每于进食后半小时左右加重，夜寝时常因烧心而惊醒，进过热食物时胸骨后灼热疼痛，口干口苦而黏，大便干，4~5天1次，纳食尚可，时有脘腹满闷。舌质红苔厚腻，脉滑有力。胃镜见食管下段四条线状黏膜糜烂，胃窦部黏膜水肿，红白相兼，以红为主。

中医诊断：吐酸（痰热中阻，胃气上逆）。

西医诊断：胃食管反流病。

治法：清热化痰，和胃降逆。

方药：小陷胸汤化裁。黄连10g，半夏10g，瓜蒌15g，陈皮10g，竹茹10g，枳实10g，莱菔子15g，苍术10g，甘草6g。7剂，水煎服，每日1剂。

二诊：2009年9月11日。服药后病情略有减轻，仍感烧心反酸，脘痞便干，舌质红苔厚，脉滑有力。证属痰热中阻，胃气上逆，兼腑气不通。仍宗上法，加大黄佐通腑泄热。处方：黄连10g，半夏10g，瓜蒌15g，陈皮10g，竹茹10g，枳实10g，莱菔子15g，苍术10g，甘草6g，大黄12g（后入）。7剂，水煎服，每日1剂。

三诊：2009年9月18日。服药后大便得通，脘痞消失，反酸、烧心明显减轻，舌质偏红苔薄，脉滑。今痰热得消，胃气渐和，腑气已通。恐死灰复燃，仍给予清热化痰、和胃降逆之法。上方去大黄，加乌贼骨。处方：黄连10g，半夏10g，瓜蒌15g，陈皮10g，竹茹10g，枳实10g，莱菔子15g，苍术10g，乌贼骨30g，甘草6g。7剂，水煎服，每日1剂。

四诊：2009年9月25日。服药后诸症消失，舌淡红，苔薄白，脉濡缓。复查胃镜：食管黏膜已愈合。给予六君子汤加味调理善后。处方：党参12g，白术10g，茯苓15g，半夏10g，陈皮10g，乌贼骨30g，浙贝母10g，白及6g，甘草3g。14剂，水煎服，每日1剂。

随访至今未见症状复发。

按语：历代医家对吐酸多从肝论，如《素问玄机原病式·六气为病·吐酸》所云："酸者，肝木之味也，由火盛制金，不能平木，则肝木自甚，故为酸也。"《张氏医通·呕吐哕·吐酸》亦云："……从木化而为吐酸，久而不化，肝木日肆，胃土日衰，当平肝扶胃，逍遥散加服左金丸。"刘红书治疗此类疾病时常以"胃气上逆"立论，采用降逆和胃法为主进行施治，每获良效。患者久病伤脾，脾失健运，痰湿内生，久郁化热，痰热结于心下，胃气失于和降，则嗳腐吞酸，痰热扰胸阻胃，则胸脘灼热、口干口苦、便干，舌红苔黄腻、脉滑为痰热内郁之证。本案属中医"吐酸"之病，正如《素问·至真要大论》所云："诸呕吐酸，暴注下迫，皆属于热。"其治当以清热化痰、和胃降逆为主。是方以小陷胸汤清化胸膈心下之痰热，加竹茹、陈皮、莱菔子以强化痰之功；枳实以行气；乌贼骨以制酸。复诊时因大便数日未下，故加大黄以通腑泄热。诸药合用共奏清热化痰、和胃降逆之功，使热清痰化，胃和气降，其病则愈。

验案6

患者：张某，女，59岁。2009年5月16日初诊。

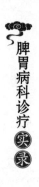

主诉：因反酸烧心10余年，加重2个月余。

现病史：患者于10余年前无明显原因反复发作反酸烧心，长期服用奥美拉唑维持。2个月余前病情加重。刻诊：反酸烧心，食后更甚，胸脘灼热满闷，嗳气频繁，食欲尚可，口干喜冷饮，口黏口苦，大便偏干。舌质红苔黄腻，脉滑。胃镜示：食管炎，浅表性胃炎。

中医诊断：吐酸（痰阻胸膈，胃失和降）。

西医诊断：①食管炎；②浅表性胃炎。

治法：清热化痰，降逆和胃。

方药：小陷胸汤化裁。半夏10g，黄连10g，瓜蒌12g，竹茹10g，陈皮10g，莱菔子15g，焦三仙各12g，吴茱萸6g，海螵蛸30g，代赭石30g，浙贝母10g，甘草6g。4剂，水煎服，每日1剂。嘱忌肥腻、辛酸刺激之品，少食多餐，餐后加强活动。

二诊：2009年5月20日。服药后反酸、烧心及胸脘灼热明显减轻，仍有嗳气，胃脘痞满，大便质可。舌红苔白略厚，脉滑。热象去半，痰湿未化。在前法基础上加砂仁以芳香醒脾，运化水湿。处方：半夏10g，黄连10g，瓜蒌12g，竹茹10g，陈皮10g，莱菔子15g，焦三仙各12g，吴茱萸6g，海螵蛸30g，代赭石30g，大贝母10g，砂仁6g，甘草6g。3剂，水煎服，每日1剂。

三诊：2009年5月23日。服药后反酸、烧心及胸脘灼热明显减轻，仍有嗳气，胃脘痞满，大便质可。舌红苔白略厚，脉滑。痰热已去大半，胃气趋和。恐苦寒太过，更伤脾胃，宗《内经》"衰其大半而止"之旨，去黄连。处方：半夏10g，瓜蒌12g，竹茹10g，陈皮10g，莱菔子15g，焦三仙各12g，吴茱萸6g，海螵蛸30g，代赭石30g，大贝母10g，砂仁6g，甘草6g。继服7剂。

四诊：2009年5月31日。服药后诸症消失，嘱其停药观察。

按语：本案属中医"吐酸"之病，其病因病机为饮食不节，损伤脾胃，痰湿内生，郁而化火，上扰胸膈，胃气上逆。正如《素问·至真要大论》所云："诸呕吐酸，暴注下迫，皆属于热。"其治当以清热化痰、和胃降逆为主。是方以小陷胸汤清化胸膈心下之痰热，加竹茹、陈皮、莱菔子、大贝母以强化痰之功；竹茹、代赭石和胃降逆；吴茱萸辛散郁热；海螵蛸以制酸。诸药合用共奏清热化痰、和胃降逆之功，使热清痰化，胃和气降，其病则愈。

嘈杂

验案1

患者：裴某，男，74岁。2011年6月24日初诊。

主诉：胸骨后灼热疼痛40余天。

现病史：患者于40余天前被诊断为"肺癌"，遂在本院行放射治疗，1周后出现胸骨后灼热疼痛，伴吞咽哽噎感，诊断为"食管炎"，给予泮托拉唑等治疗40余天无效，遂邀余诊治。证见胸痛灼热，吞咽时加重，伴嗳气脘痞，食欲不振，恶心呕吐，渴欲冷饮，但饮之不多，饮入即吐，呕吐浊唾涎沫，大便溏薄。舌暗红苔厚腻，脉滑。

中医诊断：嘈杂（痰热结胸，胃气失和）。

西医诊断：放射性食管炎。

治法：清热化痰，和胃降逆。

方药：小陷胸汤化裁。瓜蒌12g，黄连10g，半夏10g，枳实10g，竹茹10g，石斛12g，麦冬12g，丹参15g，郁金12g，砂仁6g，乌贼骨30g。3剂，水煎服，每日1剂。

二诊：2011年6月27日。近日恶心呕吐消失，胸痛灼热减轻，仍食欲不振，时咳吐浊唾涎沫，舌暗红苔腻，脉滑。现痰热已减，宗效不更方之意，继服上方7剂。

三诊：2011年7月3日。胸痛灼热消失，胃纳好转，吞咽时无不适，舌暗红苔白，脉沉涩。胃气已和，邪热已消，唯痰瘀互结，正虚邪恋仍存。初诊方剂中加薏苡仁12g、黄芪25g、橘红12g、生山楂12g，余不变，继服10剂治以化痰祛瘀，扶正祛邪，治其痼疾也。

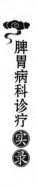

按语：患者因放疗损伤脾胃，运化失职，升降失宜，痰浊内生，失于正治，郁而化热，痰热互结，热扰胸膈并伤津液，则胸痛灼热，吞咽时加重；脾胃受损，加之痰热内阻，升降失宜，则嗳气脘痞，食欲不振，恶心呕吐，渴欲冷饮，但饮之不多，饮入即吐，呕吐浊唾涎沫，大便溏薄。舌暗红苔厚腻，脉滑为痰热互结兼瘀血内阻之证。总之本案素有痼疾，又现新病，其治当以新病为先，以顾护脾胃。治以清热化痰，和胃降逆。方以小陷胸汤化裁。方中小陷胸汤清热化痰；枳实、竹茹、石斛、麦冬、砂仁行气和胃；丹参、郁金以化瘀；乌贼骨制酸，使痰热得清，胃气得降，诸症自除。

验案2

患者：兰某，女，54岁。2011年5月21日初诊。

主诉：脘腹不适，似饥非饥，似痛非痛，似热非热5个月。

现病史：患者于5个月前因心情不畅而致嘈杂，在当地服用快胃片等治疗无效。刻诊：脘腹不适，似饥非饥，似痛非痛，似热非热，胸胁胀满，嗳腐酸臭，口苦而干，欲冷饮，胃纳尚可，心烦易怒，大便略干，舌红苔白，脉弦。查体：一般状况可，心肺（-），腹软，上腹部轻压痛，无反跳痛，未触及包块，肝脾未触及，墨菲征（-），余（-）。胃镜示：食管炎，浅表性胃炎 ［Hp（-）］。

中医诊断：嘈杂（肝胃郁热）。

西医诊断：①胃食管反流病；②慢性浅表性胃炎。

治法：清肝和胃。

方药：化肝煎合左金丸化裁。牡丹皮12g，栀子10g，青皮10g，陈皮10g，泽泻10g，黄连12g，吴茱萸3g，麦冬12g，玉竹12g，浙贝母10g，牡蛎30g，白芍15g，甘草6g。7剂，水煎服，每日1剂。

二诊：2011年5月28日。药后诸症减轻，大便已软，仍时有食后复嘈，急躁易怒，舌红苔白，脉弦。药已对证，仍宗上方继服7剂。

三诊：2011年6月4日。药后诸症消失，舌红苔薄白，脉和缓。恐死灰复燃。上方再进10剂。

2011年9月4日随访至今未见复发。

按语：根据患者临床表现中医诊断为"嘈杂"。究其病因病机乃平素肝气不舒，气机郁滞，横逆犯胃，肝胃郁热：胃气上逆，酸水浸心，则心中嘈杂，嗳腐酸臭；郁而化火，则心烦易怒，口苦而干；热盛伤津，则欲冷饮，大便略干。舌红苔白，脉弦为肝胃郁热之证。总之为肝胃郁热之证，故其治以清肝和胃为主，方以化肝煎合左金丸化裁，方中牡丹皮、栀子清肝热，青皮、陈皮疏理气机，泽泻淡渗以引热下行，黄连、吴茱萸泻火佐金以制木，白芍柔肝，玉竹、麦门冬养阴和胃，牡蛎重镇潜阳，与浙贝母化痰制酸，使气机得畅，郁火得清，胃气得和，其病则愈。

验案3

患者：周某，男，65岁。2011年5月10日初诊。

主诉：胸腹烧灼感1年，加重月余。

现病史：患者于1年前出现胸背脘腹嘈杂不适，曾在多家医院诊治，诊断为"胃食管反流病，慢性浅表性胃炎"。给予雷尼替丁、奥美拉唑、普瑞博思等治疗，病情好转。1个月前因情志不畅复发并加重，先医先后给予丹栀逍遥散、化肝煎、左金丸等不效，今日来诊。察其脉证：胸背灼热，犹如炭烤，胃中空虚，脘腹嘈杂，夜间更甚，以致夜寝难安，烦躁失眠，伴泛吐痰涎，嗳气频繁，但无明显反酸，胃纳尚可，大便略溏，舌暗红苔薄白，脉涩。胃镜示：浅表性胃炎，心电图大致正常。

中医诊断：嘈杂（肝郁化火，瘀血内阻，心神不安，胃气不和）。

西医诊断：焦虑状态。

治法：理气化瘀，清心安神。

方药：血府逐瘀汤合失笑散化裁。桃仁10g，红花10g，当归12g，生地12g，川芎6g，赤芍12g，枳壳12g，柴胡12g，蒲黄10g，五灵脂6g，

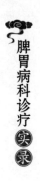

栀子10g，淡豆豉12g，炒酸枣仁30g。7剂，水煎服，每日1剂。

二诊：2011年5月17日。服药后胸背灼热，脘腹嘈杂好转，仍胃中空虚，嗳气，口黏口渴，大便略溏，舌暗红苔厚腻，脉涩。证属肝郁化火，瘀血内阻，心神不安，兼胃气不和，升降失常。上方去淡豆豉、炒酸枣仁，加陈皮、半夏、石菖蒲醒脾和胃。处方：桃仁10g，红花10g，当归12g，生地12g，川芎6g，赤芍12g，枳壳12g，柴胡12g，蒲黄10g，五灵脂6g，栀子10g，陈皮10g，半夏10g，石菖蒲10g。7剂，水煎服，每日1剂。

三诊：2011年5月24日。服药后胸背灼热，犹如炭烤，胃中空虚，脘腹嘈杂，夜间更甚，致夜寝难安，烦躁失眠，泛吐痰涎，嗳气频繁皆消，舌质略暗，舌红苔薄白，脉滑。瘀血渐消，心神已安，气机已调。继服上方7剂，以巩固疗效。

1个月后随访其病已愈，未再反复。

按语：本案属中医"嘈杂"之病，《景岳全书·杂证谟·嘈杂》说："嘈杂一证，或作或止，其为病也，则腹中空空，若无一物，似饥非饥，似辣非辣，似痛非痛，而胸膈懊侬，莫可名状。"历代医家多从胃热、胃虚、血虚论治。本案情志不和，忧郁恼怒，肝失条达，郁而化火，热扰胸膈，气滞血瘀，心神不安，横逆犯胃，肝胃不和，气失和降而致嘈杂。其病机为肝郁化火，瘀血内阻，心神不安，胃气不和。其治当以理气化瘀、清心安神、和胃降逆为主，以血府逐瘀汤合失笑散以行气活血；栀子清三焦之火以除胸膈之热；炒酸枣仁养心安神；陈皮、半夏、石菖蒲醒脾和胃。气血得行，郁热得清，心神得养，胃气得降，其病则愈。

验案4

患者：邹某，女，52岁。2009年6月9日初诊。

主诉：胸脘嘈杂不适4个月余。

现病史：患者于4个月前无明显原因出现胸脘嘈杂不适，曾在多家医院诊治，行胃镜、心电图、直肠镜、彩超等检查诊断为"慢性浅表性胃炎"，先后服用中西药物（具体用药不详），疗效不佳。刻诊：胸脘嘈杂，似热非热，似痛非痛，伴咽喉异物感，时有气从少腹上冲咽喉，恶心欲吐，纳呆食少，气短心悸，坐位时后重感，大便细软，排便不畅，心烦失眠，心情不畅时则上述诸症加重，急躁易怒，口苦口干，但不欲冷饮。察其面色微黄，舌红苔黄厚腻，脉弦略滑。查体除上腹轻压痛外无其他阳性体征。胃镜示：胃底、胃窦黏膜红白相间，以红为主，伴点片状糜烂。心电图、胸透、肝胆脾胰腺彩超均无异常。血尿粪便常规、肝功、血脂均正常。

中医诊断：嘈杂，不寐（痰热蕴结，热扰胸膈，心神不安）。

西医诊断：①抑郁状态；②慢性非萎缩性胃炎伴糜烂。

治法：清热化痰，镇心安神。

方药：黄连温胆汤化裁。处方：竹茹10g，陈皮10g，枳实10g，半夏10g，茯苓12g，胆南星6g，黄连6g，焦山楂15g，合欢皮15g，栀子10g，炒酸枣仁24g，神曲12g，生龙牡各24g。3剂，水煎服，每日1剂。

二诊：2009年6月12日。药后诸症略减，但口干欲饮较甚，吞咽不利，舌质红苔黄略厚少津，脉虚数。痰湿稍除，但火旺伤津，虚火上炎。治以清热养阴，和胃降逆。投竹叶石膏汤加减。处方：竹叶12g，石膏30g，麦冬15g，半夏10g，人参6g，旋覆花12g（包煎），石斛12g，砂仁6g，郁金12g，丹参20g，天花粉12g，甘草6g。3剂，水煎服，每日1剂。

三诊：2009年6月15日。药后口干欲饮明显好转，仍言语略多则咽喉部不适，气短心悸，坐位时则肛门有排便感，大便细软，排便不爽，舌淡苔白，脉弱。证属热邪渐退，气虚下陷。治以补中益气，升阳举陷。方以补中益气汤化裁。处方：人参6g，白术12g，当归10g，陈皮10g，黄芪15g，升麻6g，柴胡10g，枳壳10g，槟榔12g，甘草6g，炒麦芽12g，桔梗10g。7剂，水煎服，每日1剂。

服上方后，诸症消失。1个月后随访病情稳定。

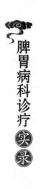

按语：患者平素肝气不舒，气机郁滞，郁而化火，克乘脾土，运化失职，痰浊内生。气挟痰热，上扰胸脘，则胸脘嘈杂不适；胃气上逆则恶心欲吐；受纳受阻，则纳呆食少；痰火上扰心神则心烦失眠，心悸气短；肝郁化火则急躁易怒，口干口苦；脾胃不和，气机升降失宜则气从少腹上冲咽喉，排便不畅。舌红苔黄厚腻，脉弦略滑为气郁痰热之象。本例病机比较复杂，初诊以肝胃郁热、痰热内盛为主，故以黄连温胆汤清热化痰，佐栀子以清肝泄热，炒酸枣仁、合欢花、生龙牡以镇心安神。二诊痰湿稍除，但火旺伤津，虚火上炎。故又以竹叶石膏汤清热养阴，和胃降逆为治。三诊热邪渐退，气虚下陷。再以补中益气汤升阳举陷，调和气机，使痰热得清，津生胃和，气机升降适宜，阴阳调和，则病乃愈。

噎膈

验案1

患者：范某某，女，66岁。2021年1月28日初诊。

主诉：食管癌术后6年，吞咽不利反复发作半年，加重2天。

现病史：患者于6年前行食管癌手术，术后纳食尚可，近半年渐出现吞咽不利，服用奥美拉唑可稍缓解，2天前进食"鸡柳、柿饼"后，上述症状加重，遂住院治疗。刻诊：吞咽不利，饮食难下，食入即吐，为食物及痰涎，伴吞咽时胸骨后疼痛，嗳气频繁，恶心干呕，胸中嘈杂，口淡乏味，口干欲饮，便干溲赤，舌质暗红，苔薄白，脉沉细。上消化道造影示：食管癌。术后复查，符合吻合口狭窄表现。

既往史：既往脑梗死、冠心病病史3年。

中医诊断：噎膈（痰气受阻，津亏热结，痰瘀内结）。

西医诊断：①食管吻合口狭窄，吻合口炎；②脑梗死；③冠心病。

治法：化瘀理气，清热祛湿，养阴散结。

方药：启膈散化裁。沙参10g，丹参10g，茯苓30g，川贝母10g，郁金10g，砂仁10g，荷叶10g，桔梗10g，旋覆花12g，露蜂房12g，薄荷10g，黄连6g。3剂，开水冲100ml，每日1剂，冷凉少量频服。

二诊：2021年1月31日。患者3剂药后可进食流质饮食，未再恶心呕吐，口中白色黏液较前稍减少，其证痰（湿）热渐除，气机已调，唯瘀结难化。上方加三棱、莪术以破瘀散结。处方：沙参10g，丹参10g，茯苓30g，川贝母10g，郁金10g，砂仁10g，荷叶10g，桔梗10g，旋覆花12g，露蜂房12g，薄荷10g，黄连6g，三棱12g，莪术12g。3剂，开水冲200ml，每日1剂，早晚两次分服。

三诊：2021年2月3日。患者饮食如常，诸症消失。舌脉同前。上方去黄连继服。处方：沙参10g，丹参10g，茯苓30g，川贝母10g，郁金10g，砂仁10g，荷叶10g，桔梗10g，旋覆花12g，露蜂房12g，薄荷10g，三棱12g，莪术12g。4剂，开水冲服200ml，每日1剂，早晚两次分服。

2021年2月7日好转出院。

按语：食管癌术后狭窄是术后常见的并发症，其发生原因有瘢痕形成，解剖结构的变化引起酸反流、吻合口炎、黏膜水肿等多种因素。属中医"噎膈"范畴。本案为食管癌术后6年，血行不畅，气机不利，复因饮食不节，脾胃不和，痰湿内生，郁而化热，致气血痰湿热食交阻于膈：食管狭隘，则现吞咽不利，饮食难下，食入即吐，吐出物为食物及痰涎，伴吞咽时胸骨后疼痛诸症；胃气不和则嗳气频繁，恶心干呕；热扰胸膈，则胸中嘈杂；口淡乏味，口干欲饮，便干溲赤，津亏热结也。舌质暗红，苔薄白，脉沉细为瘀血津亏之证。故当以化瘀理气，清热祛湿，养阴散结为治。方以启膈散加减。方中用沙参滋阴润燥而清肺胃；川贝母甘苦微寒，润肺化痰，泄热散结，合为君药。茯苓甘淡，甘能补脾和中，淡能渗湿化痰；砂仁壳气味清淡，行气开胃，醒脾消食；郁金辛苦性寒，芳香宣达，为血中之气药，故能行气解郁，破瘀凉血，且能清心解郁；丹参味苦微寒，入心、肝二经，有活血祛瘀、清心除烦之效，合为臣药。荷叶蒂苦平，用以醒脾和胃、宣发脾胃之气；配桔梗、

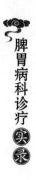

薄荷以利咽喉，旋覆花降逆和胃；露蜂房、三棱、莪术以破瘀散结；养阴生津。诸药共奏利气开郁、活血化痰之功。

验案2

患者：姜某，女，88岁。2021年3月18日初诊。

主诉：吞咽困难10个月，食欲不振，伴呕吐月余。

现病史：患者于10个月前被诊断为"食管癌"，后在当地中医治疗，病情尚稳定。1个月前出现食欲不振，伴恶心呕吐遂来诊。刻诊：食少纳呆，恶心呕吐，呕吐黏痰及食物，偶见咖啡样物，吞咽哽噎，固体食物难以咽下，时有呛咳，伴口咽疼痛，口干欲饮，形体消瘦，精神可，神志清，睡眠欠佳。小便正常，大便数日1次，便软成形。舌质暗淡，苔黄厚少津，脉虚数。

中医诊断：噎膈（痰瘀交阻，气虚邪恋，津液亏虚，胃气不和）。

西医诊断：食管癌。

治法：益气养阴，和胃止呕，佐以化痰逐瘀。

方药：竹叶石膏汤加减。竹叶12g，石膏30g，半夏10g，麦冬10g，人参6g，生姜10g，旋覆花12g，莪术6g，白及6g，浙贝母10g，甘草3g。7剂，开水冲，冷服，每日1剂。

二诊：2021年3月25日。近日恶心呕吐明显减轻，仍有吞咽不畅，餐后上腹饱胀，嗳气，舌脉同前。胃气渐和，饮食难消。上方加代赭石、炒麦芽、神曲、焦山楂以健胃消食。处方：竹叶12g，石膏30g，半夏10g，麦冬10g，人参6g，生姜10g，旋覆花12g，莪术6g，白及6g，浙贝母10g，代赭石30g，炒麦芽12g，神曲12g，焦山楂12g，甘草3g。7剂，开水冲，冷服，每日1剂。

三诊：2021年4月2日。药后未再呕吐，仍有餐后饱胀，吞咽不畅，咽痛口干。上方加连翘、桔梗、三棱以清热利咽，破瘀消食。处方：竹叶12g，石膏30g，半夏10g，麦冬10g，人参6g，生姜10g，旋覆花12g，莪术6g，白及6g，浙贝母10g，代赭石30g，炒麦芽12g，神曲12g，焦山楂12g，连翘15g，桔梗10g，三棱10g，甘草3g。7剂，开水冲，冷服，每日1剂。

四诊：2021年4月9日。近日仍恶心，时吐痰涎，纳呆脘痞，口苦口黏，心烦急躁，头痛头沉，舌质暗苔白厚腻，脉弦。证属津液已复，痰热中阻，胃气不和。治以清热化痰，和胃降逆。方用黄连温胆汤加减。处方：黄连6g，枳实12g，竹茹12g，陈皮10g，半夏10g，茯苓15g，砂仁6g，石菖蒲12g，天麻10g，栀子10g，莱菔子10g，甘草3g。14剂，开水冲，冷服，每日1剂。

五诊：2021年4月23日。服药后仍餐后口吐痰涎清水，下肢冷凉，舌暗苔腻，脉沉弦。上方去黄连，加郁金、丹参。处方：枳实12g，竹茹12g，陈皮10g，半夏10g，茯苓15g，砂仁6g，石菖蒲12g，天麻10g，栀子10g，莱菔子10g，郁金10g，丹参15g，甘草3g。14剂，开水冲，冷服，每日1剂。

六诊：2021年5月8日。药后上症略有改善，仍食欲欠佳，但不呕吐，餐后胃脘痛，伴嗳气。舌质暗舌苔厚腻，脉沉。上方去莱菔子，加人参。处方：枳实12g，竹茹12g，陈皮10g，半夏10g，茯苓15g，砂仁6g，石菖蒲12g，天麻10g，栀子10g，人参10g，郁金10g，丹参15g，甘草3g。14剂，开水冲，冷服，每日1剂。

按语：中医认为，噎膈的病因以饮食不节，七情内伤，年老体虚、脏腑失调为主，三者相互影响，共同致病。其病理演变过程初起以邪实为主，随着病情进展，气滞痰阻；气血痰结更甚，致"脘管窄隘"，邪实有加；病情进一步发展，饮食不节，胃气衰竭，气血生化无源，后天失养，以致气血津液俱衰，虚者愈虚，而成噎膈重证，终成不救。噎膈的病位在食管，属胃气所主，《灵枢·四时气》曰："饮食不下，膈塞不通，邪在胃脘。"与肝脾肾密切相关。基本病机脏腑功能失调，津枯血燥，气郁痰阻血瘀互结，致"胃脘干槁""脘管窄隘"。正如《临证指南医案·噎膈反胃》谓："噎膈之症，必有瘀血，顽痰，逆气，阻隔胃气。"临证时，既要掌握本病的基本病机，更要重视"证"在"病"

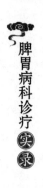

的不同阶段病理变化，妥善处理病与证关系，才能获得疾病复杂过程中的"标本缓急"，从而指导临床施治。即所谓"观其脉证，知犯何逆，随证治之"。

纵观本案施治过程，充分体现了中医"标本虚实""轻重缓急"的辨证思路。本案首诊虽有痰瘀交阻，气虚邪恋，津液亏虚，胃气不和。虚实夹杂，但以虚为主。加之年事已高，元气大伤，故治不在祛瘀化痰以戕伐元气，而应急当顾护胃气，和胃降逆。方选竹叶石膏汤益气和胃，生津清热，加旋覆花降胃气而止呕；后用黄连温胆汤清热化痰，和胃降逆；再用焦山楂健胃消食，砂仁行气调中，和胃醒脾，郁金理气止痛，茯苓燥湿健脾，神曲、麦芽消积化食，半夏燥湿消痰，下气除满，甘草调和诸药，共奏护胃气、降浊气之效。虽无回天之术，但有缓解痛苦、延长生命之效。

验案3

患者：胡某某，男，84岁。2017年12月25日初诊。

主诉：进行性消瘦，吞咽哽噎感，嗳气2个月余。

现病史：患者2个月余来进行性消瘦，体重减轻2.5 kg左右，伴吞咽哽噎感，进餐时或餐后嗳气频繁，时吐涎痰黏液，纳呆脘痞，尚能进食固体食物，但进食缓慢，便干尿赤，需借助果导及开塞露方能排便，2～3日一次，无脓血便及黑便。形体消瘦，神疲乏力，舌红苔白，脉弦。颈部及锁骨上淋巴结无肿大。胸部CT：①双肺符合支气管炎CT表现；②考虑双肺炎性改变；③贲门占位。上消化道钡餐透视：贲门癌。

既往史：既往有胃病史40余年。有长期烟酒史。

中医诊断：噎膈（痰瘀互结，胃失和降）。

西医诊断：贲门癌。

治法：因患者拒绝手术及放化疗，西医给予营养支持及对症治疗。虑其年事已高，胃气已衰，不任攻伐，故先以固护胃气，扶助正气为治。给予和胃化痰，扶正祛邪。

方药：旋覆代赭汤加减。旋覆花12g，代赭石30g，半夏12g，人参10g，麦冬12g，丹参12g，砂仁6g，莪术6g，甘草3g。7剂，水煎服，每日1剂，早晚两次分服。

二诊：2018年1月2日。服药后症状时轻时重，仍吞咽不畅，嗳气时作，口干便秘，舌红苔白，脉弦。证属饮食不足，津液匮乏。今加增液汤以滋阴生津。处方：旋覆花12g，代赭石30g，半夏12g，人参10g，麦冬12g，丹参12g，砂仁6g，莪术6g，玄参10g，生地10g，陈皮10g，甘草3g。7剂，水煎服，每日1剂，早晚两次分服。

三诊：2018年1月9日。服药后患者纳食改善，大便干结有所缓解，偶有嗳气，舌红苔白，脉弦。效不更方，继服上方7剂。

四诊：2018年1月16日。服药后虽纳食改善，但仍有餐后上腹饱胀，纳谷不香，早饱，嗳气，时吐痰涎，大便略干，舌暗红苔薄白，脉弦滑。证属脾胃虚弱，痰湿食阻，瘀血内结。治宜健脾化湿，和胃消食，扶正祛瘀。方以香砂六君子汤化裁。处方：木香6g，砂仁6g，人参10g，黄芪15g，茯苓15g，白术10g，麦冬12g，玉竹12g，桃仁10g，莪术6g，山楂12g，露蜂房10g，甘草6g。7剂，水煎服，每日1剂。

五诊：2018年1月23日。现嗳气缓解，食欲增加，仍脘痞乏力，二便调，舌红苔薄白，脉弦。效不更方，继服上方7剂。

患者于2018年2月5日症状好转出院。

按语：本案患者素有烟酒嗜好，加之年老体衰，脏腑失和，气血不调，脾失健运，痰湿内生，渐至痰瘀互结胃脘，噎膈乃成也。未及正治，更损脾胃，纳运失调，胃气虚衰，如此恶性循环，致虚者愈虚，实者愈实，正虚邪恋，终成不治难治之证。根据《临证指南医案》中"有胃气则生，无胃气则死，此百病之大纲也"之意，综观本案，先以旋覆代赭汤和胃降逆；继以香砂六君子汤健脾化湿、和胃消食、扶正祛瘀。固护胃气、扶助正气始终贯穿整个诊治过程。意含"留得一分胃气，就有一份生机"也。

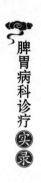

呃逆

验案1

患者：李某，男，47岁。2011年5月31日初诊。

主诉：呃逆不止7天。

现病史：患者于7天前受凉后寒战、发热，并出现呃逆不止，后但热不寒，发热而不自觉，呃逆频而不止，持续不断，音响亮，以致胸闷、气短，影响进食，患者无咳嗽、咳痰，曾经针灸及顺气降逆中药等治疗无效，痛苦异常。就诊时患者频频呃逆，发热，胸闷，气短，饮食睡眠差，精神差，舌红苔黄腻，脉数。查体体温38.4℃，心肺无异常。胸部CT示：右肺上叶前段及下肺外侧段近胸膜处见小片状略高密度灶，边缘模糊，密度不均。

中医诊断：呃逆（痰热壅肺，肺胃气逆）。

西医诊断：肺炎。

治法：清肺热降肺气。

方药：竹叶石膏汤加减。生石膏30g，知母10g，竹叶10g，沙参10g，麦冬10g，陈皮10g，黄连6g，枇杷叶15g，代赭石30g，法半夏10g。3剂，水煎服，每日1剂。

二诊：2011年6月3日。药后呃逆即明显减轻，已无发热。继服上方2剂，巩固疗效。

三诊：2011年6月5日。药后随访呃逆痊愈，未反复。

按语：一般认为，呃逆多由饮食不当、情志不遂、正气亏虚所致，但据笔者临床所见，热病（肺炎）多有以发热、呃逆为主症者，呃逆症状随热势下降而减轻，盖肺处膈上，其气肃降，手太阴肺经还循胃口，上膈，属肺。膈居肺胃之间，肺胃皆以降为顺，热邪壅于肺，肺热而致肺胃之气失于和降，使膈间气机不畅，逆气上出喉间，则呃逆不止。故《内经》有取嚏宣肺以止呃逆。呃逆与肺之肃降有着密切的联系。本患者热邪壅于肺，肺胃之气失于和降，膈间气机不畅，故从肺论治，予清热宣肺降逆之剂，五剂而热退呃止。可见中医临症不可拘于成方定法，当灵活变通，知常达变，抓住疾病的本质，方显中医的特色。

验案2

患者：马某，男，58岁。2011年7月13日初诊。

现病史：患者因支气管哮喘急性发作入院，入院后经中西医抗炎、化痰、解痉、平喘等治疗病情已平稳。2011年7月5日患者突然出现不明原因的呃逆连声，发作不止，同时伴胸骨后烧灼感，反酸。经取嚏、内关等穴位按压、导引，针刺膻中、内关等穴等治疗8天而不效。以致精神紧张，神情疲惫，甚至失眠。后服西药泮托拉唑抑酸、西沙必利抗反流，胸骨后烧灼感及反酸消除；服舒乐安定（艾司唑仑）方可入睡，睡中呃止，但醒后呃逆即发，痛苦异常。查看患者呃逆频频，持续不止，自觉有气从膈上冲胸，略有胸闷，同时伴咽痛，口干口苦，舌红苔薄白，脉细涩。

中医诊断：呃逆（肝胃失和，胃气上逆）。

西医诊断：支气管哮喘缓解期。

治法：疏肝理气，调畅气机为主，和胃降逆为辅。

方药：柴胡疏肝散加减。柴胡10g，枳壳10g，白芍10g，炙甘草10g，陈皮15g，香附10g，川芎10g，川黄连6g，法半夏10g，竹茹10g，茯苓15g，大枣6枚。3剂，水煎服，每日1剂。

复诊：2011年7月16日。患者服药一剂即见轻，三剂即呃止。勿用服药。

按语：此病多为胃气上逆动膈所致，病位在膈，病变关键脏腑在胃，常以降气止呃为法治疗。本例患者呃逆持续十余日，实为顽固，始以常规方法治疗，却不获效。后据患者主症及舌红苔薄白、脉细涩，考虑此病当为气机郁滞，肝胃失和，以致胃气上逆，主病在肝。气机郁滞，应予调气，以疏为主，肝气疏则胃气和，胃气和则呃逆止。以此处方而治，效如桴鼓。可见呃逆之病虽病位在膈，病机关键在胃气上逆动

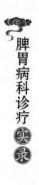
膈，但与肝气之条达有着密切关系。此案体现了中医的辨证论治特色，可见中医临床处方用药当知常达变，灵活变通，不可拘于成方常法。

呕吐

验案1

患者：刘某某，女，65岁。2021年1月8日初诊。

现病史：患者因恶心呕吐20余天，加重1天而住院。刻诊：恶心呕吐，食入即吐，为未消化之食物及痰涎，伴嗳气呃逆，纳呆食少，上腹饱胀，无口干口渴，小便调，大便日1次，质软便畅。舌质暗红，苔白腻，脉弦。

辅助检查：①电子胃镜示：胆汁反流性胃炎；②甲功5项未见明显异常；③24小时动态心电图示：窦性心律，偶发房性早搏，ST-T改变。

既往史：既往阑尾切除术后30余年；乙肝病毒携带史30余年；高血压病史10余年；冠脉支架植入术后10余年；糖尿病病史5年。

中医诊断：呕吐（痰饮中阻，胃失和降）。

西医诊断：①功能性消化不良；②慢性胆汁反流性胃炎；③高血压3级（极高危）；④冠状动脉粥样硬化性心脏病；⑤冠脉支架植入术；⑥2型糖尿病。

治法：西医给予降压，控制血压血糖，抑酸等对症治疗；中医治以化饮降逆，和胃止呕。

方药：小半夏汤加减。清半夏15g，生姜15g，陈皮6g，炒神曲12g。3剂，开水冲服，每日1剂，早晚两次分服。

复诊：2021年1月11日。服药后患者未再恶心呕吐，仍餐后上腹饱胀，嗳气纳呆，二便调，舌红苔白腻，脉弦滑。饮已始化，但脾胃未健，饮食难消。上方加焦山楂、炒麦芽以消食化积。处方：清半夏15g，生姜15g，陈皮6g，炒神曲12g，焦山楂12g，炒麦芽12g。3剂，开水冲服，每日1剂，早晚两次分服。继服7剂后出院。

按语：患者久病多病，脏腑失和，脾虚水停，阻碍气机，胃失和降；复以脾胃素虚，食后痰饮饮食互结，饮食不化，则上腹饱胀，恶心呕吐，嗳气呃逆，食入即吐，为未消化之食物及痰涎，纳呆食少；口不渴者，舌质暗红，苔白腻，脉弦，水饮内停也。治以化饮降逆，和胃止呕。方选小半夏汤加减。方中用半夏辛温，燥湿化痰涤饮，降逆和中止呕。生姜辛温，为呕家之圣药，功能降逆止呕，又温胃散饮。陈皮、神曲和胃消食，四药相配，使痰祛饮化，食积消，逆降胃和而呕吐自止。

验案2

患者：宋某某，女，66岁。2021年1月22日初诊。

主诉：恶心呕吐11天。

现病史：患者于11天前行拔牙术，服用"消炎止痛药"（具体药物及剂量不详）后出现恶心呕吐，在家服用吗丁啉（多潘立酮片）、奥美拉唑无效遂来诊。刻诊：恶心呕吐，呕吐物为涎沫及黄绿色液体，伴脘腹部胀满，时有上腹疼痛，口干口苦，渴不欲饮，纳呆早饱，周身乏力，时心悸头晕，大便质软，小便调，影响睡眠。舌质暗红有瘀斑，苔白腻，脉弦。体格检查除上腹部压痛外，无明显其他阳性体征。腹部正位片未见明显异常。

既往史：既往高血压病史2年，胃炎病史20余年。

中医诊断：呕吐（痰饮中阻，胃失和降）。

西医诊断：①急性胃炎；②高血压（3级，很高危）。

治法：化饮和胃，降逆止呕。

方药：小半夏加茯苓汤化裁。半夏12g，生姜12g，茯苓30g，神曲12g。3剂，水煎取汁200ml，分2次服，每日1剂。

药后呕吐即止，诸症消失而愈。

按语：患者因服药物而致，药邪犯胃，胃失受纳，饮食不化，聚生痰饮，痰饮中阻，胃气上逆，则恶心呕吐，呕吐物为涎沫及黄绿色液体，脘腹部胀满，时有上腹疼痛，口干口苦，渴不欲饮，纳呆早饱；水

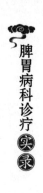

谷不进，不能濡养脏腑，四肢百骸则周身乏力，时心悸头晕；影响睡眠者，胃不和则卧不安也；苔白腻，脉弦为痰饮内停之象。故治以化饮和胃，降逆止呕。与小半夏加茯苓汤功效相符，方中半夏、生姜行水气而降逆气，以止呕吐，茯苓宁心气而泄肾邪，能利小便。火因水而下行，则悸眩止而痞消矣。神曲消食和胃也。

痞满

验案1

患者：李某，女，66岁。2009年8月14日初诊。

主诉：纳呆脘痞2个月余。

现病史：患者于2个月余前因生气而致纳呆脘痞，曾在市人民医院诊治，诊断为"慢性浅表性胃炎，胃窦炎性息肉"，给予兰索拉唑、阿莫西林、克拉霉素等无效。刻诊：脘痞纳呆，嗳气反酸，食后尤甚，时有烧心，口黏乏味，大便先干后溏，舌质淡红，舌体胖大有齿痕，舌苔厚腻，脉濡滑。

中医诊断：痞满（痰湿内阻，肝胃郁热）。

西医诊断：慢性浅表性胃炎，胃窦炎性息肉。

治法：清热化痰，和胃降逆。

方药：黄连温胆汤化裁。黄连10g，枳实10g，竹茹10g，陈皮10g，半夏10g，茯苓12g，胆南星6g，大贝母10g，焦三仙各12g，香附12g，乌贼骨30g，牡蛎30g。4剂，水煎服，每日1剂。

二诊：2009年8月18日。服药后脘痞纳呆明显好转，仍有嗳气反酸，口黏乏味，舌质淡红略暗，舌苔薄腻，脉濡滑。现痰湿渐化，兼有瘀血之象。治以清热化痰，和胃降逆，佐以行气化瘀。处方：黄连10g，枳实10g，竹茹10g，陈皮10g，半夏10g，茯苓12g，胆南星6g，大贝母10g，焦三仙各12g，香附12g，乌贼骨30g，牡蛎30g，莪术10g。10剂，水煎服，每日1剂。

三诊：2009年8月28日。药后诸症消失，舌质淡红略暗，舌苔薄白，脉濡滑。今胃热已除，痰瘀渐化。法当化痰和胃，行气祛瘀。处方：枳实10g，竹茹10g，陈皮10g，半夏10g，茯苓12g，胆南星6g，大贝母10g，莱菔子12g，乌贼骨30g，牡蛎30g，莪术10g。5剂，水煎服，每日1剂。

四诊：2009年9月2日。服药后诸症消失，食欲大增，舌质淡红，舌苔薄白，脉濡。其病痰瘀已化，胃气渐和。治以健脾和胃，以香砂六君子丸9g，3次/日。以善其后。

2009年10月9日随访病情无反复。

按语：患者因七情内伤，损伤脾胃，运化失职，痰浊内生，阻碍气机，升降失司，则脘痞纳呆，食后尤甚；肝气不舒，木郁作酸，则嗳气反酸；郁而化火，肝胃郁热，则时有烧心；口黏乏味，大便先干后溏为湿热阻脾胃之象；舌质淡红，舌体胖大有齿痕，舌苔厚腻，脉濡滑乃痰湿化热之证。总之本案属中医"痞满"范畴，其病理因素为气、痰、热、瘀、食积。故其治当以清热化痰，和胃降逆，佐以行气化瘀。用黄连温胆汤清热化痰，调畅气机，佐焦三仙、香附、莪术以行气化瘀，消食导积，乌贼骨、牡蛎以制酸和胃，使气、痰、热、瘀、食积得除，胃气调和，则病乃愈。

验案2

患者：刘某，女，34岁。2009年5月8日初诊。

现病史：患者于2年前因"节食减肥"致纳呆脘痞，消瘦乏力，曾先后服用"吗丁啉（多潘立酮片）、普瑞博思、健胃消食片、保和丸"等无效，于3个月前病情加重。2年来体重减轻10kg。刻诊：纳呆脘痞，稍食即饱，嗳气频繁，嗳腐酸臭，时有恶心呕吐，脘腹下坠，大便溏薄，神疲乏力，形体消瘦，舌淡苔白略腻，脉沉无力。化验肝功能未见异常；肝胆胰腺彩超未见异常；胃镜见黏液湖，大量黄色潴留液，夹有食物残渣，胃窦部黏膜红白相兼，以红为主，幽门口黏膜皱襞水肿，可见

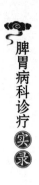

胆汁反流。钡餐透视示十二指肠淤积。

中医诊断：痞满（脾胃虚弱，中气下陷，兼有饮食停积）。

西医诊断：①胆汁反流性胃炎；②十二指肠瘀积。

治法：补中益气，升阳举陷，佐和胃消食。

方药：补中益气汤化裁。太子参6g，白术6g，当归6g，黄芪10g，陈皮6g，半夏6g，柴胡6g，升麻3g，枳壳10g，香橼10g，炒莱菔子10g，炒麦芽10g，砂仁6g，甘草3g。10剂，水煎服，每日1剂。嘱调情志，餐后胸膝位20分钟。

二诊：2009年5月18日。服药后病情无明显减轻，亦未加重，舌脉同前。虑其病重药轻，但又不易峻补，故于上方中改太子参为党参。处方：党参10g，白术6g，当归6g，黄芪10g，陈皮6g，半夏6g，柴胡6g，升麻3g，枳壳10g，香橼10g，炒莱菔子10g，炒麦芽10g，砂仁6g，甘草3g。10剂，水煎服，每日1剂。

三诊：2009年5月28日。服药后其病稍安，近10余天未再呕吐，脘痞嗳气，嗳腐酸臭亦减。舌淡苔白略腻，脉沉无力。现胃气已和，食积渐消。宗效不更方之意，继服上方10剂。

四诊：2009年6月7日。服药后嗳腐酸臭已除，纳食增加，食后仍脘痞嗳气，脘腹下坠，大便溏薄，舌淡苔薄白，脉沉无力。其胃气已复，食积渐消。但胃气尚弱，中气不足。恐消导太过，损伤脾胃，今去莱菔子，重用黄芪。处方：党参10g，白术6g，当归6g，黄芪30g，陈皮6g，半夏6g，柴胡6g，升麻3g，枳壳10g，香橼10g，炒麦芽10g，砂仁6g，甘草3g。10剂，水煎服，每日1剂。

五诊：2009年6月17日。服药后病情明显减轻，食欲及体力大增。仍食后脘痞嗳气，舌淡苔薄白，脉沉。证属脾胃仍虚，运化无力。治以健脾益气，理气和胃，方以六君子汤加味。处方：党参12g，白术12g，茯苓12g，陈皮10g，半夏10g，炒麦芽10g，枳实10g。10剂，水煎服，每日1剂。

六诊：2009年6月27日。现唯有食后脘痞外，余症皆除。2个月来体重增加3.5kg。舌淡红苔薄白，脉沉有力。处方：党参10g，白术6g，当归6g，黄芪10g，陈皮6g，半夏6g，柴胡6g，升麻3g，枳壳10g，香橼10g，炒莱菔子10g，炒麦芽10g，砂仁6g，甘草3g。10剂，水煎服，每日1剂。

按语：患者节食日久，损伤脾胃，运化失职，受纳无权，则纳呆脘痞，稍食即饱；胃失和降，不能腐熟水谷，则嗳气频繁，恶心呕吐，嗳腐酸臭；脾气既虚，则中气不足，清阳下陷，故脘腹下坠，大便溏薄；胃不受纳，脾虚不能为胃行其津液，水谷精微不能充养肢体脏腑，则神疲肢倦，形体消瘦。舌淡苔白略腻，脉沉无力为气虚之象。本案病机复杂，病变以脾胃气机升降失调为主，其病虚实夹杂，以虚为主，其治当以健脾益气、升阳举陷为主，但唯恐补之不当，反致胃气上逆更重。故选用补中益气汤以健脾益气，升阳举陷。方中药量较小以取缓补之意，更佐和胃消导之品，使清阳上升，浊阴下降，脾胃调和，气机升降自如，故诸症能除。

验案3

患者：杨某，男，71岁。2009年9月3日初诊。

主诉：脘腹胀满3年，加重3个月。

现病史：患者于3年前无明显诱因出现脘腹胀满，多方治疗效不显，并于3个月前加重。察其脉证见：脘腹胀满，食后加重，嗳气烧心，口干不欲饮，口苦而黏，纳呆便溏，大便黏滞不爽，每日1～2次，舌暗红有瘀斑，苔黄厚，脉滑。胃镜示：浅表性胃炎。

中医诊断：痞满（湿热中阻，胃气不和）。

西医诊断：慢性胃炎。

治法：清热化湿，健脾和胃。

方药：陈平汤化裁。苍术10g，川朴10g，陈皮10g，清半夏10g，茯苓25g，枳实12g，黄连5g，木香12g，莱菔子15g，青皮12g，炒麦芽12g。7剂，水煎服，每日1剂。

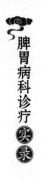

二诊：2009年9月10日。服药后大便排出10多条长的白色黏条状物。脘痞基本消失，大便成形，口干口苦减轻，舌边瘀斑，苔略黄厚，脉弦略滑。病情虽有好转，但湿热难以速化。仍宗上法。处方：苍术12g，川朴10g，陈皮12g，清半夏10g，茯苓25g，枳实12g，黄连5g，木香12g，莱菔子15g，青皮12g，炒麦芽12g。7剂，水煎服，每日1剂。

三诊：2009年9月17日。服药后诸症若失，唯苔略厚，脉略滑。气机已畅，胃气已和，余邪未清。继服上方7剂。以清余邪。

四诊：2009年9月24日。服药后诸症消失，苔仍稍厚，脉濡。热邪已清，湿未全化。治以健脾化湿，理气和胃。上方去黄连。处方：苍术12g，川朴10g，陈皮12g，清半夏10g，茯苓25g，枳实12g，木香12g，莱菔子15g，青皮12g，炒麦芽12g。7剂，水煎服，每日1剂。

五诊：2009年10月12日。今因感冒来诊，告知前病已愈。

按语：患者久病伤脾，脾失健运，湿浊内生，不及正治，郁而化热。湿热中阻，气机失调，胃气不和，则脘腹胀满，食后加重，嗳气；湿热扰胃则烧心；内有湿热，则口干不欲饮，口苦而黏，纳呆便溏；湿困气阻，血行不畅，故舌暗红有瘀斑；苔黄厚，脉滑为湿热内阻之证。总之病机则为湿热内阻，胃气不和。故其治法当清热化湿、健脾和胃，方中以陈平汤燥湿和胃，且半夏辛开苦降以调气机之升降，黄连以清热，枳实、木香、青皮、莱菔子、炒麦芽以行气消食和胃。共奏清热化湿，健脾和胃之功。使湿化热清，胃气调和，则痞满自除。

验案4

患者：陈某某，男，59岁。2010年7月5日初诊。

主诉：餐后上腹部饱胀2年，加重2个月。

现病史：患者于2年前因饮酒过多及进食无规律渐致餐后上腹部饱胀，先后服用多种中西药物治疗，病情时轻时重。2个月前因"感冒"及过量饮酒而加重，在外院行胃镜检查，诊断为"慢性浅表性胃炎"，Hp（＋），经"三联"抗Hp治疗7天，病情非见好转，反而脘腹痞满更重；再用胃动力药及黏膜保护剂治之，病情虽有好转，但停药即重。遂来诊，察其脉证见：胃脘痞满，嗳气频繁，食后更甚，喜热饮热食，纳呆口苦，时恶心欲吐，大便溏薄。舌质红，苔厚微黄，脉沉。

中医诊断：痞满（寒热错杂，脾胃不和）。

西医诊断：慢性浅表性胃炎，功能性消化不良。

治法：辛开苦降，调和脾胃，佐以清热化湿。

方药：半夏泻心汤加减。半夏10g，黄连10g，黄芩10g，干姜6g，党参10g，苍术10g，炒莱菔子15g，炒麦芽12g，吴茱萸6g，乌贼骨30g，甘草6g，生姜3片。7剂，水煎服，每日1剂。

二诊：2010年7月12日。服药后脘腹痞满消失，食欲大增，唯有大便溏，每日3～4次，舌质淡红，苔薄白，脉沉。属胃气已降，清阳不升。仍宗辛开苦降之法，但减苦降之力。处方：半夏10g，黄连6g，黄芩6g，干姜6g，党参10g，苍术10g，吴茱萸6g，乌贼骨30g，炒麦芽12g，防风10g，甘草6g，生姜3片，大枣6枚。7剂，水煎服，每日1剂。

三诊：2010年7月19日。药后诸症消失，大便已调。舌质淡红，苔薄白，脉和缓。此时脾胃已和，为巩固疗效，继服上方10剂。

四诊：2010年7月30日。病情稳定，舌质淡红，苔薄白，脉和缓。停药观察。

2个月后随访病情未复发。

按语：患者乃饮食不节，恣嗜醇酒厚味，损伤脾胃，湿热中阻，升降失调：胃气不和，浊气不降，则胃脘痞满，嗳气频繁，食后更甚，纳呆口苦，恶心欲吐；脾失健运，清阳不升，大便溏薄；舌质红苔厚微黄，脉沉为湿热内阻之证。其治当以调和脾胃、升清降浊为主，佐以清热化湿。半夏泻心汤辛开苦降，升清降浊，调和脾胃，与本例病机相符，初治方中重用黄连、黄芩，意在取其清热燥湿之功，吴茱萸辛散郁热，乌贼骨以制酸。二诊时湿热已去，胃气已降，唯脾气不升，故去行气降逆之气药，减苦降之连、芩，加轻清升阳之药，使清阳得升，脾胃和调，故诸症得解。

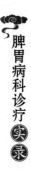

验案5

患者：李某某，女，56岁。2010年6月17日初诊。

主诉：餐后上腹部饱胀1年。

现病史：患者于1年前无明显原因出现脘痞纳呆，曾在多家医院诊治不效。察其脉证：胃脘痞满，食后益甚，脘部有振水音，纳呆嗳气，口干不欲饮，时反酸烧心，大便溏薄，形体消瘦，神疲乏力。舌淡，苔白腻，脉弦。胃镜示：胆汁反流性胃炎。

中医诊断：痞满（脾胃虚弱，痰饮中阻）。

西医诊断：胆汁反流性胃炎。

治法：健脾和胃，化饮畅中。

方药：外台茯苓饮加减。茯苓30g，白术12g，人参10g，枳实12g，泽泻12g，炒麦芽15g，甘草10g，生姜5片，大枣5枚。7剂，水煎服，每日1剂。另嘱其少食多餐，餐后胸膝位20分钟。

二诊：2010年6月24日。药后病情无明显变化，舌脉同前。宗"病痰饮者，当以温药和之"之意，上方加桂枝以温化痰饮。处方：茯苓30g，白术12g，人参10g，枳实12g，泽泻12g，炒麦芽15g，桂枝10g，甘草10g，生姜5片，大枣5枚。10剂，水煎服，每日1剂。

三诊：2010年7月4日。近来病情明显好转，食欲增加，脘部振水音消失。偶有反酸烧心，舌淡红苔薄白，脉弦。属痰饮得化，又兼肝胃郁热。治以健脾化饮，清肝和胃，佐以制酸。上方合左金丸化裁。处方：茯苓30g，白术12g，人参10g，枳实12g，泽泻12g，炒麦芽15g，桂枝10g，甘草10g，生姜5片，大枣5枚，黄连10g，吴茱萸6g，乌贼骨30g。10剂，水煎服，每日1剂。

四诊：2010年7月14日。服药后诸症若失，近期体重增加3kg。舌淡红，苔薄白，脉缓。效不更方，继服上方10剂。

五诊：2010年7月26日。服药后病情未再反复，食欲明显好转，舌淡红，苔薄白，脉缓。痰饮已化，脾胃已和。为巩固疗效，上方再进

10剂。后随访，病情未再反复。

按语：患者饮食不节，损伤脾胃，久病不愈，运化失职，水饮内停，则胃脘痞满，食后益甚，脘部振水音；胃气不和，浊气不降，胃不受纳则纳呆嗳气，反酸烧心；脾不运化，清阳不升，则大便溏薄；脾虚不能化生精微以充养肢体，则形体消瘦，神疲乏力；口干不欲饮，舌淡苔白腻，脉弦为痰饮中阻之证。总之为脾失健运，胃纳无权，升降失职，水饮内停。病在中焦，其本在于脾虚，其标在于水饮，为本虚标实之证。前医虽以健脾和胃，益气和中，健脾化湿，疏肝和胃，消食化积，升清降浊为治，但水饮未除，故其病不愈。今以外台茯苓饮健脾化饮，标本兼治，使脾健饮消，其病自愈。

验案6

患者：梁某，男，57岁。2010年4月16日初诊。

主诉：嗳气半年余。

现病史：患者于半年前因服用"复方新诺明"等药后出现嗳气，在市级医院经钡餐透视检查诊断为"慢性胃炎，胃黏膜脱垂，十二指肠憩室"，应用"兰索拉唑、阿莫西林、克拉霉素及多种胃动力药"无效；前医再以柴胡疏肝散、逍遥散、旋覆代赭石汤等治之不应。刻诊：嗳气频繁，食后尤甚，胸脘满闷，嗳气则舒，夜寐欠安，醒后再入睡困难，时有心悸。口黏口臭，二便尚调。舌暗红体胖大有齿痕，苔黄厚而腻，脉滑。

既往史：有"心肌梗死"病史1年余，于1年前置放支架。长期服用阿司匹林、欣康等药。

中医诊断：痞满（痰热中阻，升降失调，兼有瘀血内阻）。

西医诊断：慢性浅表性胃炎，冠状动脉粥样硬化性心脏病，陈旧性心肌梗死。

治法：清热化痰，调和气机，佐以活血。

方药：黄连温胆汤化裁。陈皮10g，半夏10g，枳实12g，茯苓12g，竹茹10g，南星6g，黄连10g，莱菔子15g，旋覆花12g，丹参30g，山楂15g，甘草6g。4剂，水煎服，每日1剂。

二诊：2010年4月20日。药后嗳气略有减轻，时有吐酸，舌脉同前。于上方中加乌贼骨、牡蛎以制酸。处方：陈皮10g，半夏10g，枳实12g，茯苓12g，竹茹10g，南星6g，黄连10g，莱菔子15g，旋覆花12g，乌贼骨30g，牡蛎30g，丹参30g，山楂15g，甘草6g。6剂，水煎服，每日1剂。

三诊：2010年4月26日。6剂药后嗳气明显减轻，夜寐已安，舌暗红体胖大有齿痕，苔黄略厚，脉滑。效不更方，继服上方10剂。

四诊：2010年5月6日。诸症已消，舌淡红，苔薄白，脉和缓。停药观察。

2010年7月17日随访至今，未见复发。

按语：本案患者长期服药，损伤脾胃，运化失职，痰湿内生，久郁化热：痰热郁结，阻碍气机，升降失司，则嗳气频繁，食后尤甚，胸脘满闷，嗳气则舒；痰热扰心，心神不安，则夜寐欠安，醒后再入睡困难，时有心悸。口黏口臭，舌暗红体胖大有齿痕，苔黄厚而腻，脉滑为痰热兼瘀之证。故其治当以清热化痰，调和气机，佐以活血。方中以黄连温胆汤清热化痰，调和气机，莱菔子、旋覆花以和胃降逆，丹参、山楂以活血。药证相符，使痰热清，气机调，瘀血祛，心神安，则诸症消。

验案7

患者：郭某某，男，65岁。2018年4月10日初诊。

主诉：餐后上腹部饱胀4年，加重3天。

现病史：患者于4年前因饮食不节出现胃脘胀满，在市级医院诊断为"慢性胃炎"，给予口服药物后（不详）症状时轻时重。遂来诊，察其脉证：脘腹胀满，餐后益甚，纳呆早饱，嗳气频繁，畏寒喜热，无反酸烧心，大便溏薄，小便尚调，寐可，舌暗苔薄，脉弦细。胃镜示：慢性萎缩性胃炎。

中医诊断：痞满（脾胃虚弱）。

西医诊断：慢性萎缩性胃炎。

治法：健脾益气，和胃化湿。

方药：香砂六君子汤加减。党参12g，炒白术12g，茯苓15g，陈皮10g，木香10g，砂仁6g，石斛12g，白及3g，山楂10g，蒲黄10g，甘草6g，生姜3片，大枣3枚。7剂，水煎服，每日1剂。

二诊：2018年4月17日。药后症减，仍胃脘胀满，时有隐痛，便溏，每日2~3次，舌暗苔红薄黄，脉沉细。以上方加延胡索。处方：党参12g，炒白术12g，茯苓15g，陈皮10g，木香10g，砂仁6g，石斛12g，白及3g，山楂10g，蒲黄10g，延胡索12g，甘草6g，生姜3片，大枣3枚。7剂，水煎服，每日1剂。

三诊：2018年4月24日。服药后胃脘胀满及隐痛减，乏力减轻，便溏，每日1~2次，舌暗红苔薄，脉沉细缓。继服上方7剂。

四诊：2018年4月30日。服药后诸症若失，舌暗红苔薄，脉沉细缓。继服上方7剂，用法如前。

按语：本案患者饮食不节，久则损伤脾胃，运化无力，升降失常，发为胃痞。脾胃既虚，收纳无权则早饱纳呆，胃气上逆，则嗳气频繁，脾胃虚寒，则畏寒喜热，便溏乏力。总之脾胃虚弱，运化无力，升降失常为其病机，其病位在胃，治宜健脾益气、和胃化湿。方用香砂六君子汤加减，其中党参、白术、茯苓、炙甘草补益中焦之气，气足则运健；木香、砂仁、延胡索理气，气行畅则脾健。诸药合用，则方证相符，药后效显。本病常兼瘀血及胃阴亏虚之证，临证时应予考虑。

验案8

患者：王某某，男，77岁。2021年7月28日初诊。

主诉：上腹部饱胀4年，复发伴烧心2个月。

现病史：患者于4年前因情绪波动出现上腹部饱胀，后就诊于多家医院，被诊断为"慢性浅表性胃炎"，服用中西多种药物，症状时轻时重。刻诊：心下痞满，餐后更甚，嗳气频繁，生气时加重，伴上腹部烧灼不适感，急躁易怒，心烦失眠，食欲尚可，大便溏软，小便调。舌质暗红，有瘀斑，苔白腻，脉弦。

既往史：既往高血压4年余，血压最高至165/100mmHg，未规律服药，血压控制情况不详。

体格检查：腹平坦，腹软，未触及包块，中上腹、左下腹及脐周压痛，无反跳痛，肝脾肋下未及，墨菲征（－），肠鸣音正常。

辅助检查：①电子胃镜示：糜烂性胃炎。②上腹部彩超示：肝多发囊肿，胆囊炎，右肾囊肿，左肾无回声。③心电图未见异常。

中医诊断：胃痞（肝气犯胃，兼气郁化热，瘀血阻络）。

西医诊断：慢性非萎缩性胃炎伴糜烂；高血压（2级，高危）。

治法：疏肝和胃，理气化瘀，佐以清肝热。

方药：柴胡疏肝散化裁。柴胡10g，白芍10g，枳壳（麸炒）12g，陈皮10g，香附（醋）10g，川芎10g，延胡索（醋）10g，蒲黄10g，海螵蛸30g，浙贝母12g，栀子（炒）6g。7剂，水煎服，每日1剂，早晚两次分服。

二诊：2021年8月4日。服药后心下痞满、嗳气频繁等症状明显缓解，但仍心烦失眠，急躁易怒，纳可，舌暗红，有瘀斑，脉弦。上方去香附，加青皮、合欢花、酸枣仁以理气安神。处方：柴胡10g，白芍10g，枳壳（麸炒）12g，陈皮10g，青皮10g，川芎10g，延胡索（醋）10g，蒲黄10g，海螵蛸30g，浙贝母12g，栀子（炒）6g，合欢花12g，酸枣仁15g。7剂，水煎服，每日1剂，早晚两次分服。

三诊：2021年8月12日。服药后诸症消失，现无明显不适感，纳食可，二便调，眠欠佳。舌淡红，苔薄白，脉弦。上方去浙贝母、延胡索，加珍珠母继服。处方：柴胡10g，白芍10g，枳壳（麸炒）12g，陈皮10g，青皮10g，川芎10g，蒲黄10g，海螵蛸30g，栀子（炒）6g，合欢花12g，酸枣仁15g，珍珠母30g。7剂，水煎服，每日1剂，早晚分服。

四诊：2021年8月20日。现病情稳定，嘱停药观察。

按语：患者以上腹部饱胀为主要临床表现，属中医"痞满"范畴。本病病位在胃，因情绪波动而发病，与肝相关。情绪不畅，肝气犯胃，则上腹部胀满（心下痞满），胃气上逆则嗳气频繁，肝郁化火则上腹部灼热感，急躁易怒，心烦失眠；舌质暗红，有瘀斑为瘀血阻络之证。总之为肝气犯胃，兼气郁化热、瘀血阻络之证。其治当以疏肝和胃，理气化瘀，佐以清肝热为主。方以柴胡疏肝散疏肝理气，和胃化瘀，加延胡索、蒲黄以助化瘀通络之功；栀子清肝热，药证相符，其症则除。

验案9

患者：张某某，女，54岁。2020年4月5日初诊。

主诉：上腹部饱胀1年余，复发10余日。

现病史：患者于1年前无明显诱因出现上腹部饱胀不适，后就诊于多家医院，服用兰索拉唑，盐酸依托必利，培菲康（双歧杆菌三联活菌），舒肝解郁胶囊等药，症状未见明显改善。于今日来我科住院诊治。刻诊：上腹部饱胀，餐后3～4小时更甚，时有上腹疼痛，嗳气时作，无烧心反酸，纳呆食少，睡眠略差，时有睡眠困难，大便溏软。面色萎黄，形体消瘦，舌质淡红，苔薄黄，脉弦细。

既往史：高血压病史2年；胆囊结石8个月；子宫切除术10余年。

体格检查：双肺呼吸音清，未闻及明显干湿性啰音。心律齐，心音可，各瓣膜听诊区未闻及明显病理性杂音。腹平软，脐下见一长约3cm横行瘢痕（自诉艾灸烫伤），下腹可见一长约6cm横向手术瘢痕，全腹无明显压痛，无反跳痛，肝脾未及肿大，墨菲征（－），肝肾区无叩击痛，移动性浊音（－），肠鸣音可，双下肢无水肿。生理反射存在，病理反射未引出。

辅助检查：①胃镜示：萎缩性胃炎（C1）伴胃底糜烂，Hp（－）。②上腹部肠系膜动脉CT造影示：胆囊结石。

中医诊断：痞满（脾虚气弱，运化无力，饮食积滞）。

西医诊断：①肠系膜动脉综合征；②慢性萎缩性胃炎伴胃底糜烂；③胆囊结石；④高血压（3级，很高危）。

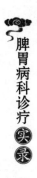

治法：健脾益气，和胃消食。

方药：香砂六君子汤化裁。香附10g，砂仁6g，人参6g，白术10g，茯苓12g，陈皮10g，半夏10g，神曲12g，炒麦芽12g，焦山楂12g，丹参15g，瓦楞子30g，白芍12g，甘草6g。3剂，开水冲服，每日1剂，早晚饭后温服。

西药给予营养支持、胃动力及黏膜保护剂。并餐后胸膝位20分钟。

复诊：2020年4月8日。服药后症状减轻，食欲增加，夜寐欠佳，舌淡红，苔薄白，脉虚弱。上方加炒酸枣仁继服。处方：香附10g，砂仁6g，人参6g，白术10g，茯苓12g，陈皮10g，半夏10g，神曲12g，炒麦芽12g，焦山楂12g，丹参15g，瓦楞子30g，白芍12g，炒酸枣仁15g，甘草6g。开水冲服，每日1剂，早晚两次分服。

此后以本方化裁治疗2周，症状缓解，食量增加，体重增加2kg，并于2020年4月20日出院。

按语：肠系膜动脉综合征在临床上并非罕见，根据患者临床表现我们认为其发病原因或因先天不足，或因后天失养，致中气不足，甚或下陷，日久脾气更虚，健运失职，升降失司，则见上腹部饱胀不适，纳呆不欲食。脾胃虚弱，无力运化水谷精微，不能濡养四肢百骸则形体消瘦。总之，本病病位在脾，以气虚为本，食积气滞为标。故治疗上以健脾益气，和胃消食为主。另外，加强营养也非常重要。

验案10

患者：赵某，男，74岁。2018年10月30日初诊。

主诉：餐后上腹部饱胀3年。

现病史：患者于3年前无明显诱因出现餐后上腹部饱胀，经多家医院诊治症状时轻时重。刻诊：上腹痞满，食后加重，嗳气频繁，反酸烧心，纳呆早饱，便溏溲清，畏寒喜热。舌质淡红有瘀斑瘀点，苔少根黄，脉沉细。

辅助检查：①胃镜示：慢性非萎缩性胃炎。②彩超示：肝胆脾胰肾未见异常。

中医诊断：胃痞（脾胃虚弱，胃阴不足）。

西医诊断：功能性消化不良。

治法：健脾益气，养阴和胃。

方药：香砂六君子汤加减。砂仁6g，木香6g，党参12g，云苓10g，白术10g，陈皮10g，半夏10g，旋覆花10g，干姜6g，石斛10g，海螵蛸30g，甘草6g，神曲10g。7剂，开水冲服，每日1剂，早晚两次分服。

二诊：2018年11月7日。服药后患者症状减轻，仍有上腹痞满，嗳气仍频，纳食可，二便调。舌红，苔薄白，脉滑。证属脾虚气滞，饮食积滞。治以健脾理气，消食化积。方以香砂枳术丸加减。处方：枳实12g，白术12g，荷叶10g，陈皮10g，佛手15g，神曲12g，焦山楂12g，海螵蛸30g，甘草3g。7剂，开水冲服，每日1剂，早晚两次分服。

三诊：2018年11月15日。现症状消失，舌红苔薄白，脉滑。上方再进10剂，开水冲服，每日1剂，早晚两次分服。

按语：功能性消化不良是临床常见病、多发病，其病机多以脾胃虚弱、饮食积滞为主。患者久病未愈，脾胃渐虚，运化失职，气滞食积，故上腹痞满，食后加重，嗳气频繁，反酸烧心，纳呆早饱，便溏溲清；日久伤阴耗气，阴阳皆虚，则畏寒喜热、舌苔少为阴虚之证。故首诊以香砂六君子健脾益气、理气和胃，加石斛、干姜养阴散寒，神曲消食散积，海螵蛸以制酸和胃。药后虽然有效，但食积气滞未见明显好转，故复诊给予香砂枳术丸健脾理气、消食化积而获效。香砂六君子汤与香砂枳术丸都有健脾开胃、行气消痞之效，但从其组方来看，前者重在健脾为主，后者重在消痞为主。

验案11

患者：牛某某，女，77岁。2021年1月2日初诊。

现病史：患者因上腹部饱胀，纳差10年，加重10天而住院诊治。刻诊：心下痞满，餐后更甚，嗳气频繁，伴食欲不振，烧心反酸，夜间时

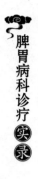

有呛咳，恶心欲吐，口干咽干，欲冷饮，夜寐欠安，偶服药物助眠，大便1～2日1次，小便色黄。乏力困倦，面色萎黄，声低懒言，舌淡暗，苔白，脉虚数。

辅助检查：①胃镜示：食管病变（待病理），胃多发息肉。②病理示：食管黏膜慢性炎。

中医诊断：胃痞（气阴两虚，胃气不和）。

西医诊断：①慢性胃炎；②反流性食管炎；③胃多发息肉。

治法：西医给予抑酸和胃，营养支持治疗。中医治以益气养阴，清热和胃。

方药：竹叶石膏汤加减。淡竹叶10g，石膏30g，清半夏12g，麦冬12g，人参10g，石斛12g，甘草3g。3剂，开水冲200ml，每日1剂，早晚两次分服。

二诊：2021年1月5日。服药后患者自觉心下痞满感稍有缓解，纳食较前好转，舌淡暗，苔白，脉虚数。舌暗为有淤血也。今加莪术、三七以散瘀结。处方：淡竹叶10g，石膏30g，清半夏12g，麦冬12g，人参10g，石斛12g，莪术10g，三七2g，甘草3g。3剂，开水冲200ml，每日1剂，早晚两次分服。

三诊：2021年1月8日。现患者纳食可，乏力感已不显，心下痞满明显减轻，今日出院，嘱继服上方7剂，开水冲200ml，每日1剂，早晚两次分服。

按语：患者久病不愈，渐至胃气阴两虚，胃气不和，纳谷受限，则发为痞满，餐后更甚；胃气上逆，则嗳气频繁，时有呛咳，恶心欲吐；津亏胃热，则烧心反酸，口干咽干，欲冷饮；胃不和则卧不安；乏力困倦，面色萎黄，声低懒言为气虚之象，病久则瘀，故舌暗；脉虚数为气阴两虚之证。总之为气阴两虚，胃气不和之证。当以益气养阴、清热和胃为治，病机与竹叶石膏汤之功相符，再加石斛、莪术、三七以养阴化瘀，使虚得补，瘀得化，其病则愈。

验案12

患者：郑某某，男，72岁。2020年5月6日初诊。

主诉：上腹部饱胀半年余。

现病史：患者于半年前出现餐后上腹饱胀，情绪激动时加重，伴食欲不振，纳呆早饱，胸胁胀满，嗳气频繁，嗳气则舒，口苦口干，无烧心，反酸。二便调。舌质红，苔薄白，脉弦。查体：老年男性，一般状况可，心肺（-），腹软，上腹部压痛，无反跳痛，未触及包块，肠鸣音正常。

辅助检查：①胃镜示：慢性非萎缩性胃炎。②上腹部彩超示：肝胆脾胰腺双肾未见异常。

中医诊断：胃痞（肝胃气滞证）。

西医诊断：功能性消化不良。

治法：疏肝理气，和胃消痞。

方药：柴胡疏肝散化裁。柴胡10g，枳壳10g，白芍15g，香附（醋）10g，川芎10g，陈皮10g，佛手15g，香橼12g，焦山楂12g，炒麦芽12g，炒神曲12g，栀子12g，甘草3g。7剂，开水冲服，每日1剂，早晚两次分服。

二诊：2020年5月13日。服药后症状缓解，上腹饱胀程度较前减轻，舌质红，舌苔薄白，脉弦。上方加厚朴行气宽中、消积导滞。处方：柴胡10g，枳实（麸炒）10g，白芍15g，香附（醋）10g，川芎10g，陈皮10g，佛手15g，香橼12g，焦山楂12g，炒麦芽12g，炒神曲12g，栀子12g，厚朴12g，甘草3g。7剂，开水冲服，每日1剂，早晚两次分服。

三诊：2020年5月20日。服药后餐后饱胀感明显改善，现仍纳差，过多饮食则饱胀，时嗳腐吞酸，腹胀便溏。舌质红，苔薄白，脉弦。证属脾虚食积，胃气不和。治以健脾消食，和胃消痞。予香砂枳术丸加减。处方：香附（醋）10g，砂仁10g，枳壳12g，白术12g，焦山楂12g，炒麦芽12g，炒神曲12g，陈皮10g，厚朴12g，荷叶10g。7剂，开水冲服，每日1剂，早晚两次分服。

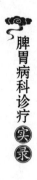

四诊：2020年5月30日。经治疗目前患者诸症缓解，餐后饱胀感基本消失，食欲较前改善，舌质红，苔薄白，脉弦。上方加莪术以固疗效。

处方：香附（醋）10g，砂仁10g，枳壳12g，白术12g，焦山楂12g，炒麦芽12g，炒神曲12g，陈皮10g，厚朴12g，荷叶10，莪术6g。7剂，开水冲服，每日1剂，早晚两次分服。

按语：肝主疏泄，性喜条达。若情志不遂，木失条达，则致肝气郁结，经气不利，故见胁肋疼痛，胸闷，脘腹胀满；肝失疏泄，则情志抑郁易怒，善太息；脉弦为肝郁不舒之证。遵《内经》"木郁达之"之旨，治宜疏肝理气之法。柴胡功善疏肝解郁，用以为君。香附理气疏肝而止痛，川芎活血行气以止痛，二药相合，助柴胡以解肝经之郁滞，并增行气活血止痛之效。陈皮、枳壳理气行滞，芍药、甘草养血柔肝，缓急止痛。诸药相合，共奏疏肝行气、活血止痛之功。患者年老体弱，肝郁气滞，先予柴胡疏肝散加减，疏肝理气，调和脾胃，开调中焦，使气机条畅，脾胃升降有序；待肝疏气畅后，再用香砂枳术丸加减健脾开胃，行气消痞。白术健脾和胃；枳壳破滞消痞；香附、砂仁苦以下气，温以和气，佐枳、术二味之不及，平肺肝两脏之有余。莪术有行气解郁，破瘀，止痛的功用。诸药共奏健脾开胃，行气消痞之功。

验案13

患者：熊某某，女，67岁。2021年1月18日初诊。

主诉：上腹胀满1年余，伴恶心呕吐10余天。

现病史：患者于1年余前无明显诱因出现上腹部胀满不适，情绪不畅时加重，未系统诊治。10余天前再发，并恶心呕吐，被诊断为"慢性非萎缩性胃炎伴糜烂"住院诊治。刻诊：上腹部胀满，连及两胁，走窜不定，情绪不畅时加重，排气后减轻，伴恶心呕吐，呕吐物为未消化食物，嗳腐吞酸，食欲不振，口干口苦，倦怠乏力，急躁易怒，时心慌胸闷气短，动则加重，自汗出，心烦失眠，大便溏软，便意急迫，便前腹部不适，便后缓解，无黏液脓血，小便色淡黄。近半年体重下降约5kg。

精神不振，面色萎黄，形体消瘦，舌质淡红，苔薄黄，脉沉弦细。

既往史：否认肝炎、结核等传染病病史，高血压病史20余年，高脂血症30余年，冠心病心绞痛20余年，陈旧性心肌梗死4年，腔隙性脑梗死1年。

体格检查：老年女性，一般状况尚可，双肺（－），心律失常，时有间歇，腹平坦，未见胃肠形及蠕动波，触软，未触及明显包块，上腹部压痛，无反跳痛，肝脾肋下未触及，墨菲征（－），移动性浊音（－），肠鸣音活跃，双下肢无水肿。

辅助检查：①胃镜示：慢性非萎缩性胃炎伴糜烂。②^{13}C呼气尿素试验（－）。③心电图示：陈旧性心肌梗死，偶发性房性期前收缩。④颅脑CT示：腔隙性脑梗死。

中医诊断：①胃痞；②胸痹；③郁病。证属肝郁化火，脾胃不和。

西医诊断：①慢性非萎缩性胃炎伴糜烂；②冠心病－陈旧性心肌梗死；③高血压（2级，很高危）；④心律失常－房性期前收缩；⑤高脂血症；⑥腔隙性脑梗死；⑦焦虑状态。

治法：清热解郁，养血柔肝，健脾和胃。

方药：丹栀逍遥散加减。牡丹皮10g，炒栀子10g，柴胡12g，白芍（酒）15g，当归12g，茯苓12g，白术（麸炒）12g，薄荷6g，陈皮10g，半夏10g，海螵蛸30g，浙贝母12g，炒麦芽10g，甘草（炙）3g，生姜10g，大枣10g。3剂，开水冲服，每日1剂，早晚两次分服。同时服用黛力新1片，1次/日。

二诊：2021年1月21日。现恶心呕吐、嗳腐吞酸已止，上腹部胀满，便前腹部不适均减轻，仍食欲不振，嗳气频繁，口干口苦，倦怠乏力，急躁易怒，时心慌胸闷气短，动则加重，自汗出，心烦失眠，舌红苔薄白，脉弦。现气郁化火仍存，并兼心神不安。治以清热解郁，养血柔肝，佐以清心安神。上方去陈皮、半夏、大枣，加竹叶、酸枣仁、旋覆花以清心安神，降逆和胃。处方：牡丹皮10g，炒栀子10g，柴胡12g，白芍（酒）15g，当归12g，茯苓12g，白术（麸炒）12g，薄荷6g，海螵蛸

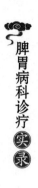
30g，浙贝母12g，炒麦芽10g，甘草（炙）3g，生姜10g，竹叶10g，酸枣仁15g，旋覆花12g。3剂，开水冲服，每日1剂，早晚两次分服。

三诊：2021年1月24日。现心悸气短时作，仍汗出失眠，口干口苦，余症皆除。舌淡红苔薄白，脉弦细。证属阴虚火旺，心神不安，兼心气不足，瘀阻心脉。治以滋阴降火，养心安神。方以百合地黄汤合丹参饮化裁。处方：百合30g，生地10g，知母12g，酸枣仁30g，煅龙骨30g，煅牡蛎30g，人参10g，五味子6g，丹参15g，檀香6g，砂仁6g。

后以此方加减治疗2周，诸症消失而出院。

按语：患者病情较为复杂，既有冠心病-陈旧性心肌梗死、高血压、心律失常-房性期前收缩、高脂血症、腔隙性脑梗死等"痼疾"，又有上腹胀满恶心呕吐之"卒病"；其病机既有"痼疾"之血脉瘀滞，又有"卒病"之肝郁化火、脾胃不和，还有心气不足、阴虚火旺、心神不安等。临证时应辨别病症证之关系，诸证之轻重缓急；施治时权衡标本之先后，病势之退进，方能实施精准之治疗。本案遵仲景："夫病痼疾加以卒病，当先治其卒病，后乃治其痼疾"之训及"顾护胃气"之原则，以清热解郁、养血柔肝、健脾和胃为先。方以丹栀逍遥散加减。待脾胃渐和之后，治以清热解郁、养血柔肝，佐以清心安神。再次以滋阴降火、养心安神，方以百合地黄汤合丹参饮化裁。综观本案诊治过程及线路，辨证清晰，标本缓急权衡得体，选方用药精准，故能收到较好效果。

验案14

患者：陈某某，女，55岁。2021年4月22日初诊。

主诉：餐后上腹部饱胀8个月余。

现病史：患者于8个月前出现餐后上腹部饱胀，期间经多方治疗，症状时轻时重，伴体重下降，被诊断为"慢性糜烂性胃炎"收入住院诊治。刻诊：胸脘痞满，心下嘈杂，食后加重，纳呆早饱，嗳气呃逆，嗳腐食臭，时吐痰涎，闷闷不乐，睡眠欠佳，需借助安眠药物，小便色

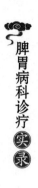

黄，大便成形，近3个月消瘦8kg。舌质暗红，苔黄厚腻，脉弦滑。

既往史："右侧听神经瘤"行伽马刀手术1年，腔隙性脑梗死3个月。1987年因产后失血进行输血治疗。

体格检查：神清，精神差，右侧听力略差，右侧鼻唇沟变浅，心肺（-）。腹软平坦，上腹部压痛，未触及包块，肠鸣音减弱。

辅助检查：①胃镜示：反流性食管炎；慢性非萎缩性胃炎伴糜烂；十二指肠球布氏腺增生？②病理示：胃窦组织未见黏膜肌层，黏膜慢性活动性炎伴糜烂，未见肠上皮化生，Hp（-）；③肝功（-），乙肝五项（-），丙肝抗体（-）；④上腹部彩超：肝胆脾胰腺双肾未见异常。

中医诊断：胃痞（气郁血涩，痰食积滞，湿热蕴结）。

西医诊断：①慢性糜烂性胃炎；②反流性食管炎；③周围性面神经炎；④腔隙性脑梗死；⑤右侧听神经瘤术后。

治法：理气解郁，清热除湿，消食活血。

方药：越鞠丸化裁。香附（醋）12g，川芎10g，苍术（麸炒）10g，栀子（炒）10g，神曲（炒）12g，莱菔子12g，浙贝母10g，海螵蛸30g，陈皮10g，合欢花12g。3剂，开水冲服200ml，每日1剂，早晚两次分服。

二诊：2021年4月25日。服药后诸症减轻，心下嘈杂消失，食欲增加，舌苔转薄，脉滑。症状虽有好转，但六郁仍未全消。今仍宗前法治之。嘱继服上方7剂，开水冲服200ml，每日1剂，早晚两次分服。

三诊：2021年5月2日。今诸症消失，痊愈出院。

按语：患者久病之后，脏腑失和，肝失条达，气机郁结，郁而化火；损伤脾胃，脾失健运，则痰湿内生，胃失和降，影响受纳腐熟，则食积难消；气机不畅，则脉络阻滞，致气火湿痰食血郁滞，故见胸脘痞满，心下嘈杂，食后加重，纳呆早饱，嗳气呃逆，嗳腐食臭，时吐痰涎等症；舌质暗红，苔黄厚腻，脉弦滑亦为气火湿痰食血郁滞之证。越鞠丸功能理气解郁，清热除湿，消食活血，与本病病机相符；再配乌贝散、陈皮以制酸和胃；合欢花解郁安神。诸药合用，使气火湿痰食血郁得消，则气机条达，其病自愈矣。

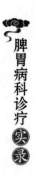

验案15

患者：万某，女，56岁。本院门诊患者。2021年9月1日初诊。

主诉：餐后上腹部饱胀10余年，加重1个月。

现病史：患者于10余年前无明显原因出现餐后上腹部饱胀，反复发作。以致整日以米粥为食。在外院多次行电子胃镜检查，诊断为"慢性非萎缩性胃炎"，给予"胃动力药、黏膜保护剂、PPI"等治疗，症状时轻时重，于1个月前加重。刻诊：上腹饱胀，餐后更甚，纳呆早饱，嗳气不畅，大便溏软，气短乏力，神疲懒言，面色萎黄，形体消瘦，体重减轻，语声低微。舌质淡红苔薄白，脉虚弱。实验室检查：电子胃镜（2021-08-21聊城市人民医院）示浅表性胃炎。

中医诊断：胃痞（脾气虚弱，胃纳呆滞）。

西医诊断：功能性消化不良。

治法：健脾益气，和胃消食。

方药：六君子汤合枳术丸加减。人参6g，白术10g，茯苓15g，陈皮10g，半夏（清）10g，香附（醋）10g，砂仁10g，山楂（炒）12g，鸡内金（醋炒）12g，枳实（麸炒）10g，甘草6g，生姜10g，大枣6g。7剂，开水冲服，每日1剂，早晚两次分服。另嘱强化营养，细嚼慢咽，少食多餐，适量运动。

复诊：2021年9月8日。现仍有餐后饱胀，伴口苦纳呆，形体消瘦，嗳气不畅，大便溏软。舌质淡红苔薄白，脉虚弱。其证仍属脾气虚弱，胃纳呆滞，兼食积郁热。上方加黄连3g继服。处方：人参6g，白术10g，茯苓15g，陈皮10g，半夏（清）10g，香附（醋）10g，砂仁10g，山楂（炒）12g，鸡内金（醋炒）12g，枳实（麸炒）10g，甘草6g，黄连3g，生姜10g，大枣6g。7剂，开水冲服，每日1剂，早晚两次分服。

三诊：2021年9月14日。现上腹饱胀，餐后更甚，纳呆早饱，嗳气不畅均有好转，食量增加，仍有餐后上腹饱胀，夜间腹部气窜作胀，按揉肛门排气后腹胀缓解，体重未再减轻，二便调。舌质淡红苔薄白，脉弱。其证脾胃渐复，仍饮食难消，胃肠气滞。今仍宗上法，配以行气导滞，加厚朴（姜）12g、大腹皮15g。处方：人参6g，白术10g，茯苓15g，陈皮10g，半夏（清）10g，香附（醋）10g，砂仁10g，山楂（炒）12g，鸡内金（醋炒）12g，枳实（麸炒）10g，黄连3g，厚朴（姜）12g，大腹皮15g，甘草6g，生姜10g，大枣6g。7剂，开水冲服，每日1剂，早晚两次分服。

四诊：2021年9月21日。服药脘腹饱胀明显缓解，但仍时有胃脘胀满，按之疼痛，纳食尚可，小便可，大便1～2日一次，便软成形。舌质淡红苔薄白，脉弱。效不更方，三诊方继服7剂。

五诊：2021年9月29日。现症状明显缓解，仍时脘痞纳差、两胁作胀，情绪不畅则加重，大便日1次，便软成形，小便正常。舌红苔白，脉弦。证属肝胃不和。治以疏肝解郁，健胃消食。方继以香砂六君子汤化裁。处方：人参6g，白术10g，茯苓15g，陈皮10g，半夏（清）10g，香附（醋）10g，砂仁10g，山楂（炒）12g，鸡内金（醋炒）12g，枳实（麸炒）10g，厚朴（姜）12g，大腹皮15g，甘草6g，生姜10g，大枣6g。7剂，开水冲服，每日1剂，早晚两次分服。

六诊：2021年10月6日。症状缓解，食量明显改善，体重增加3kg，继服上方7剂以固疗效。

后期电话随访，症状消失，未再来诊。

按语：患者久病不愈，复因饮食失节，过度限食，虽然经检查"后天之本"（脾胃）并无大碍，但化生气血之源（水谷精微）不足，渐至元气亏虚，中气不足，鼓动乏力，脾失健运，胃不受纳，则上腹饱胀，餐后更甚，纳呆早饱，嗳气不畅；湿浊内生，脾胃运化不利，故大便溏薄；元气既虚，则气短乏力，神疲懒言，面色萎黄，形体消瘦，体重减轻，语声低微等诸症蜂现；舌淡苔白，脉虚弱均为气虚之象。正如《医方考》所说："夫面色萎白，则望之而知其气虚矣；言语轻微，则闻之而知其气虚矣；四肢无力，则问之而知其气虚矣；脉来虚弱，则切之而知其气虚矣。"

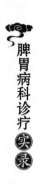

总之其证属脾气虚弱，胃纳呆滞。治以健脾益气，和胃消食以先固中州。方以香砂六君子汤加减。方中人参甘温，大补元气为君；白术苦温，燥脾补气为臣；茯苓甘淡，渗湿泻热为佐；甘草甘平，和中益土为使也；山楂、鸡内金、枳实消食导积；生姜、大枣健胃和中。诸药合用，共奏健脾益气、和胃消食之功。然"天食人以五气，地食人以五味"，脾胃虽健，水谷精微不足，元气亦难以复苏，《内经》云"谷不入半日则气衰，一日则气少"，故逐渐改变患者生活习惯，强化营养也是不可或缺的治疗手段。

胃脘痛

验案1

患者：王某某，男，48岁。2014年6月4日初诊。

现病史：患者上腹部疼痛2周。刻诊：上腹部攻撑作痛，伴餐后上腹部饱胀，烧心反酸，纳呆早饱，嗳气频繁，急躁易怒，面红口干，便秘溲赤。舌淡红苔黄厚，脉弦。

既往史：胃食管反流病10余年。

辅助检查：胃镜示：反流性食管炎，十二指肠球部溃疡，糜烂性胃炎，Hp（＋）。

中医诊断：①胃脘痛；②胃痞；③吐酸。证属肝胃郁热，胃气上逆。

西医诊断：①十二指肠球部溃疡；②反流性食管炎；③慢性糜烂性胃炎，Hp（＋）。

治法：清肝泻火，和胃降逆。

方药：化肝煎合左金汤加减。牡丹皮10g，栀子10g，白芍15g，青皮10g，陈皮10g，泽泻12g，贝母10g，海螵蛸30g，黄连6g，吴茱萸3g，甘草3g。7剂，水煎取汁200ml，每日1剂，早晚两次分服。

复诊：2014年6月11日。服药后烧心、反酸症状减轻，仍感上腹部胀痛，舌暗红苔黄，脉弦。证属兼脉络瘀阻，上方加五灵脂、蒲黄、白及以化瘀生肌，和胃止痛。处方：牡丹皮10g，栀子10g，白芍15g，青皮10g，陈皮10g，泽泻12g，贝母10g，海螵蛸30g，黄连6g，吴茱萸3g，五灵脂6g，蒲黄10g，白及3g，甘草3g。14剂，水煎取汁200ml，每日1剂，早晚两次分服。

三诊：2014年6月25日。服药后上腹部疼痛症状消失，仍时有反酸，餐后上腹饱胀，嗳气时作，纳欠佳，舌暗红苔黄，脉弦。今仍宗前法治予7剂，水煎取汁200ml，每日1剂，早晚两次分服。

2周后随访病情稳定。

按语：患者素有胃食管反流病，胃镜又发现十二指肠球部溃疡，Hp（+），因一直服用PPI制剂，西医暂未行根除Hp治疗。本案久病不愈，脏腑失和，肝失条达，郁而化火，灼伤脉络，"不通则痛"；酸者，木之味也，肝郁化火，则烧心反酸，急躁易怒，面红口干，便秘溲赤；横逆犯胃，肝胃不和则上腹部饱胀，纳呆早饱，嗳气频繁。舌红苔黄，脉弦乃肝经火郁之候。总之，其证属肝郁化火，胃气不和；其治当以清肝泻火，和胃降逆。方中牡丹皮、栀子清泻肝火；白芍柔肝缓急，青皮、陈皮疏肝和胃；泽泻渗水去湿，利小便以泻伏火；陈皮理气化痰；浙贝母清热化痰，散结解毒，配海螵蛸以制酸；左金丸（由黄连、吴茱萸组成）具有疏肝泻火、制酸止痛、和胃止呕的功效，善开郁结；为加强和胃制酸之效，加海螵蛸；《神农本草经》载白及"治痈肿，恶疮、败疽，伤阴死肌，胃中邪气"，功能收敛止血、消肿生肌。诸药共用以奏清肝泻火、和胃降逆之功。

验案2

患者：李某某，女，58岁。2019年8月15日初诊。

主诉：上腹部隐痛发作8年。

现病史：患者于8年余前出现上腹部隐痛，反复发作，行Hp根治后反酸消失，但仍时有上腹部疼痛，转投中医。刻诊见：上腹部隐隐作痛，

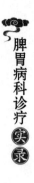

按之痛甚，伴餐后上腹饱胀，嗳气频频，口干口苦，胃纳欠佳，大便黏腻，小便如常，神疲乏力，面色萎黄，舌淡红，苔黄厚腻，脉弦略滑。

既往史：既往有高血压病史2年。

辅助检查：①胃镜示：慢性萎缩性胃炎；②心电图正常；③病理示胃窦黏膜萎缩（3+），肠化（2+），异型增生（+），Hp（3+）。

中医诊断：胃脘痛（湿热中阻，气机阻滞，血行不畅）。

西医诊断：慢性萎缩性胃炎。

治法：清热化湿，理气和胃，活血止痛，佐以益气扶正。

方药：小陷胸汤加减。黄连6g，制半夏12g，全瓜蒌15g，炒枳壳12g，柴胡9g，蒲黄（包煎）10g，莪术10g，煅瓦楞（先煎）30g，太子参9g，炙甘草3g。7剂，每日1剂，水煎服，早晚两次分服。

二诊：2019年8月22日。服药后上腹部疼痛基本消失，仍餐后上腹饱胀，嗳气频繁，口干口苦，舌红苔黄厚腻，脉弦滑。上方加苏梗、旋覆花以增强降胃功效。处方：黄连6g，制半夏12g，全瓜蒌15g，炒枳壳12g，柴胡9g，蒲黄（包煎）10g，莪术10g，煅瓦楞（先煎）30g，太子参9g，苏梗12g，旋覆花12g，炙甘草3g。7剂，每日1剂，水煎服，早晚两次分服。

三诊：2019年8月29日。现隐痛基本消失，餐后饱胀明显减轻，口干口苦。舌红苔薄黄，脉滑。继服上方14剂，水煎服，每日1剂，早晚两次分服。

四诊：2019年9月12日。诸症消失，继服上方14剂，以巩固疗效。

按语：患者上腹隐痛，反复发作，日久不愈，脾胃不和，运化失司，水湿内生，阻碍气机。血行不畅，或湿郁化热，灼伤脉络则现上腹部隐隐作痛，按之痛甚；胃纳不利，气逆而上则餐后上腹饱胀，嗳气频繁；久病必虚，或热盛耗气则见神疲乏力；面色萎黄，舌红苔黄腻，脉滑为湿热中阻之证。总之其病位在胃（心下）；证属湿（痰）热中阻，气机阻滞，血行不畅，虚实夹杂；病理因素有痰、湿、热、瘀、气、虚等。故其治当清热化湿，理气和胃，活血止痛，佐以益气扶正。小陷胸汤功能清热化痰，宽胸散结。主治痰热互结心下，胸脘痞闷，按之则痛。方中全瓜蒌清热涤痰，宽胸散结；黄连苦寒泄热除痞；半夏辛温化痰散结；炒枳壳、柴胡、蒲黄、莪术、苏梗以理气化瘀；旋覆花降逆和胃；瓦楞子以制酸；太子参补虚。是方证相符也。

验案3

患者：任某某，女，65岁。2016年10月15日初诊。

主诉：上腹胀痛反复发作5年，加重1个月。

现病史：患者于5年前无明显诱因出现上腹部疼痛，呈阵发性胀痛，在多家医院诊治，诊断为"慢性萎缩性胃炎"，予抑酸、黏膜保护、促胃动力及中成药治疗，症状时轻时重。1个月前加重来诊。刻诊：上腹隐痛，绵绵不休，伴心下痞满，嗳气频繁，神疲乏力，纳呆食少，口干，大便干结。舌暗红，苔少而干，脉弦细。

体格检查：一般状况尚可，心肺（-），腹软，上腹部轻压痛，未触及包块，余（-）。

中医诊断：胃脘痛（胃阴不足，肝胃不和）。

西医诊断：慢性萎缩性胃炎。

治法：养阴和胃，理气止痛。

方药：一贯煎加减。生地黄10g，沙参10g，麦冬10g，当归10g，枸杞子10g，川楝子6g，白芍15g，枳壳10g，陈皮12g，砂仁10g，石斛15g，甘草6g。7剂，每日1剂，水煎服，早晚两次分服；嘱其忌食腌制、烧烤、油炸食品，不饮浓茶。

二诊：2016年10月22日。上方服用7剂后，胃痛连胁、嗳气等症明显好转，守方去砂仁，加莪术、太子参、山楂继进。处方：生地黄10g，沙参10g，麦冬10g，当归10g，枸杞子10g，川楝子6g，白芍15g，枳壳10g，陈皮12g，石斛15g，莪术10g，太子参12g，山楂10g，甘草6g。14剂，每日1剂，水煎服，早晚两次分服。

三诊：2016年11月7日。余症消失。舌脉同前。继服上方30剂。

半年后随访，症状稳定。

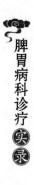
按语：慢性萎缩性胃炎是一种常见病，我们认为本病病因复杂，外感六淫、内伤七情、饮食不节等均可导致本病的发生。其发病机制胃病日久不愈，伤津耗气，津伤阴虚，胃体失养；或气耗阳亏，胃用无助，均可导致血行不畅而发病。本案患者上腹胀痛反复发作5年，日久伤阴，胃阴不足，体失所养，则上腹隐痛，绵绵不休。气机不畅，胃失和降，则心下痞满，嗳气频繁，神疲乏力，纳呆食少；口干，大便干结。舌暗红，苔少而干，脉弦细为津液不足，气血不畅之证。故治以养阴和胃，理气止痛为法。方以一贯煎。方中生地黄，沙参，麦冬，当归，枸杞子，石斛养阴和胃；白芍柔肝；枳壳，砂仁，川楝子行气止痛；久病入络，故加莪术、山楂行气散瘀，健脾和胃，太子参益气养阴。诸药合用，使肝郁得舒，胃气得和，阴液得养，瘀血得散。虽然目前认为萎缩不可能逆转，但中医辨证论治可以起到缓解症状，改善患者生活质量的效果。

腹痛

验案1

患者：赵某某，女，71岁。2021年2月1日初诊。

主诉：右胁及上腹部疼痛伴呕吐1天。

现病史：患者昨日突然出现右胁及上腹部持续性胀痛，阵发性加剧，恶心呕吐，为胃内容物及酸水。今日来诊。刻诊：上腹胀痛，连及右胁，持续不解，阵发性加重，伴恶心呕吐，嗳气反酸，汗出肢凉，无发热寒战，食欲不振，厌油腻，寐欠佳，大便今日未行，小便尚调。舌质红，苔黄腻，脉弦。

既往史：既往有胆囊结石病史5年，糖尿病病史10余年，高血压病史40余年，甲状腺结节切除术后5年。

辅助检查：尿淀粉酶T+P：尿胰淀粉酶1657.6 U/L，尿淀粉酶2034.00 U/L；尿常规12项+沉渣：葡萄糖（3+），白细胞（+-），尿潜血（1+）；血淀粉酶未见异常；血液分析：白细胞计数13.2×10^9/L。胸部+上腹部CT示：①符合双肺慢性支气管炎；②考虑双肺间质性炎性改变；③考虑右肺上叶纤维灶；④心影略增大；⑤双侧胸膜局限性轻度增厚；⑥多发胆结石并胆囊体积增大；⑦胆总管末端结石并胆管扩张；⑧胰头周围渗出影。

中医诊断：①腹痛；②胁痛；③消渴；④眩晕。证属砂石阻滞，湿热内蕴，气机阻滞。

西医诊断：①急性胰腺炎（轻型–胆源性）；②胆总管结石伴急性胆管炎；③胆囊结石；④2型糖尿病；⑤高血压（1级，很高危）；⑥甲状腺结节切除术后。

治法：西医给予禁饮食，头孢哌酮钠舒巴坦联合左氧氟沙星抗感染，注射用间苯三酚以解痉止痛，复方氨基酸、葡萄糖注射液等以补液、营养支持等对症治疗；中医治以利胆排石、清热化湿、行气通腑，方选大柴胡汤加减。中医处方：柴胡15g，黄芩9g，白芍12g，清半夏6g，枳实（麸炒）12g，大黄（后下）5g，海金沙12g，郁金12g，金钱草30g，延胡索（醋）15g，薏苡仁30g，鱼腥草30g，败酱草30g，生姜10g，大枣6g。7剂，开水冲服200ml，每日1剂，早晚两次分服。

二诊：2021年2月8日。服药后现已无明显症状，今进流质饮食后无不适感，寐可，二便调，舌红苔黄厚，脉弦。中药继服上方7剂，开水冲服200ml，每日1剂，早晚两次分服。

三诊：2021年2月15日。腹痛、胁痛治愈并出院。

按语：本案患者素有胆囊结石，复因春节前夕饮食失节，导致砂石阻滞胆道，胆腑不通，枢机不利，蕴生湿热，湿热阻于中焦，气机不畅，则突然出现右胁及上腹部持续性胀痛，阵发性加剧。气机不畅，胃失和降则恶心呕吐，嗳气反酸；气机不畅，影响大肠传导则大便不解；舌质红，苔黄腻，脉弦均为湿热蕴结、气机阻滞之证。总之其病位在胆腑，而涉及中焦、胃及大肠；其病理有砂石、湿、热、食、气等诸多因素；其证属砂石阻滞，湿热内蕴，气机阻滞。故其治当以利胆排石，清热化湿，行气通腑为先。予大柴胡汤化裁以利胆排石，清热化湿，行气

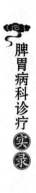

通腑。方中柴胡、黄芩和解少阳；枳实、大黄内泻热结；白芍助柴胡、黄芩清肝胆之热，合枳实、大黄治腹中实痛；半夏和胃降浊以止呕逆；海金沙、郁金、金钱草利胆排石；薏苡仁、鱼腥草、败酱草清热利湿解毒，延胡索行气止痛；生姜、大枣即助半夏和胃止呕，又能调营卫而和诸药。诸药合用，共奏利胆排石、清热化湿、行气通腑之功。

验案2

患者：庞某，女，37岁。2010年4月27日初诊。

主诉：脘腹疼痛反复发作10余年，复发月余。

现病史：患者于10余年前无明显诱因出现脘腹疼痛，曾在多家医院诊治，诊断为"慢性胃炎，慢性肠炎"。服用奥美拉唑、多潘立酮、温胃舒、四神丸等多种中西药物罔效，于月余前复发。刻诊：脘腹冷痛，畏寒喜热；纳呆脘痞，腹痛阵作，痛则必泻，泻后痛减，大便溏薄，每日3～4次，情绪不畅则上述症状加重，口淡不渴，四肢乏力，舌淡苔白厚，脉沉濡而缓。

体格检查：一般状况可，心肺（－），腹软，上腹部轻压痛，无反跳痛，未触及包块，肝脾未触及，墨菲征（－），肠鸣音活跃，余（－）。

辅助检查：①胃镜示：浅表性胃炎，Hp（－），十二指肠球炎。②结肠镜检查未见异常。③大便常规+潜血（－）。④小便常规（－）。

中医诊断：①腹痛；②胃脘痛。证属脾胃虚寒。

西医诊断：①肠易激综合征；②慢性浅表性胃炎。

治法：温中健脾，甘缓止痛。

方药：黄芪建中汤合理中汤加减。黄芪15g，桂枝10g，白芍15g，党参12g，吴茱萸6g，白术12g，干姜6g，延胡索12g，炙甘草6g，饴糖30g。4剂，水煎服，每日1剂。

二诊：2010年5月2日。服药后诸症减轻，仍腹痛即泻，大便溏薄，每日3～4次，情绪不畅则加重，舌淡苔白厚，脉弦。证属脾胃虚寒，寒湿内停，肝旺乘脾。治以温中健脾，和胃燥湿，疏肝理气。上方去白术、延胡索，加苍术、香附、高良姜以加强温里燥湿之功。处方：黄芪15g，桂枝10g，白芍15g，党参12g，吴茱萸6g，苍术10g，干姜6g，香附12g，高良姜6g，炙甘草6g，饴糖30g。5剂，水煎服，每日1剂。

三诊：2010年5月7日。服药后脘腹疼痛消失，腹泻已止，大便成形，每日1次，仍纳呆脘痞，喜热饮热食，舌淡苔白厚，脉濡。肝气得舒，气机条畅，脾胃仍有虚寒。仍宗前法，继服上方7剂。

四诊：2010年5月15日。近日病情稳定，脘腹冷痛，腹痛阵作，痛则必泻，泻后痛减，大便溏薄等均未发作。食欲增加，仍脘痞，食后尤甚，时嗳气反酸，舌淡苔薄白，脉濡。脾虚失运，胃失和降。于上方中加半夏以和胃降逆，乌贼骨以制酸。处方：黄芪15g，桂枝10g，白芍15g，党参12g，吴茱萸6g，苍术10g，干姜6g，香附12g，高良姜6g，半夏10g，乌贼骨30g，炙甘草6g，饴糖30g。7剂，水煎服，每日1剂。

五诊：2010年5月22日。现诸症消失，病情未再反复，舌淡红苔薄白，脉濡。停药观察。

2010年8月5日随诊，病情未再发作。

按语：胃痛，又称胃脘痛，是以上腹胃脘近心窝处疼痛为主症的病证。腹痛是指胃脘以下、耻骨毛际以上部位发生疼痛为主症的病证。按此定义，患者即有胃痛，又有腹痛，病变部位不一；患者久病不愈，反复发作，损伤脾阳，阳虚不能温煦则脘腹冷痛，畏寒喜热；脾胃虚寒，受纳无权，则纳呆脘痞；枢机不利，气机不畅，则腹痛阵作，痛则必泻；泻后腑气暂通，则泻后痛减；运化无力，寒湿内生，则大便溏薄，口淡不渴；四肢乏力，为脾胃虚弱之象；舌淡苔白厚，脉沉濡而缓，为脾胃虚弱兼有寒湿内停之证。总之其证属脾胃虚寒，气机不畅，运化无力，寒湿内生。其病机虚实夹杂，既有脾胃虚寒，又兼肝旺乘脾，寒湿内停。然以脾胃虚寒为主，故胃痛，腹痛同治，初诊以温中健脾、甘缓止痛为治，方以黄芪建中汤合理中汤化裁，病情虽有减轻，但肝旺乘脾，寒湿内停之证如故。故复诊再合良附丸以疏肝温胃，改白术为苍术以燥湿。使虚寒得温，肝气条达，内湿得除，则病愈也。

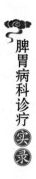

验案3

患者：孙某某，男，43岁。2021年3月3日初诊。

主诉：腹痛反复发作2年余，加重1个月。

现病史：患者于2年前无明显诱因出现腹痛，后在多家医院诊治，诊断为"回肠溃疡，贫血"。给予美沙拉嗪、抗炎、输血等治疗，症状改善。但腹痛仍间断发作。1个月前腹痛加重，遂来我院住院诊治。刻诊：腹痛绵绵，持续数分钟至数小时后缓解，食后加重，喜温喜按，伴腹部胀满，神疲乏力，心悸气短，动则更甚，食欲尚可，寐可，大便溏软，1～2次/日，棕褐色成形，无黏液脓血，无黑便，小便调。舌质淡，苔白，脉沉细。

既往史：缺铁性贫血5年余，慢性乙型病毒性肝炎、肝纤维化2年余，右侧鞘膜腔积液2年余，痔疮切除术后20余年。

体格检查：贫血貌，睑结膜苍白，心（-），双肺呼吸音低，未闻及明显干湿性啰音。脐周及右下腹轻压痛，无反跳痛，肝脾肋下未及，肝肾区无叩击痛，肠鸣音尚可，无移动性浊音。双下肢无水肿。

辅助检查：大便潜血（+）。小肠镜示（外院）：距回盲瓣约90 cm处见溃疡型病变，底覆白苔，边界清，累计1/2管周，管腔狭窄。

中医诊断：①腹痛；②虚劳。证属中虚脏寒，血亏气虚。

西医诊断：①克罗恩病？②慢性失血性贫血；③回肠狭窄；④慢性乙型病毒性肝炎。

治法：西医给予美沙拉嗪、益生菌、匹维溴铵等治疗。中医治以温中散寒，缓急止痛，养血止血，佐以理气消胀。

方药：黄芪建中汤加减。黄芪15 g，桂枝10 g，白芍15 g，人参10 g，白及10 g，大黄炭6 g，三七2 g，炮姜10 g，当归10 g，大腹皮15 g，甘草6 g，大枣10 g，饴糖30 g。3剂，开水冲服200 ml，每日1剂，早晚两次分服。

二诊：2021年3月6日。服药后痛势减缓，腹胀消失，舌质淡，苔白，脉沉细。今予温中散寒、缓急止痛、养血止血为主，上方去大腹皮。处方：黄芪15g，桂枝10g，白芍15g，人参10g，白及10g，大黄炭6g，三七2g，炮姜10g，当归10g，甘草6g，大枣10g，饴糖30g。3剂，开水冲服200ml，每日1剂，早晚两次分服。

三诊：2021年3月9日。现腹痛已止，饮食如常，仍神疲乏力，心悸气短，动则更甚，舌质淡，苔白，脉沉细。大便隐血试验（－）。患者要求出院。因其中阳不足日久，难以速愈；有形之血，难以速生；肠道之湿也难以速化。今宗温中散寒、缓中补虚之法，佐以清热利湿。嘱出院带药方以黄芪建中汤合当归赤小豆散化裁。处方：黄芪15g，桂枝10g，白芍15g，人参10g，炮姜10g，三七2g，当归10g，赤小豆30g，败酱草30g，甘草6g，大枣10g，饴糖30g。7剂，开水冲服200ml，每日1剂，早晚两次分服。

按语：患者临床表现比较复杂，主要表现为腹痛及贫血，镜下表现为回肠溃疡，符合中医"腹痛，虚劳"范畴。患者久病不愈，损伤中阳，脾阳亏虚，虚寒内生，渐致气血生成不足，脾阳虚而不能温养，脏腑虚寒。中阳不振，气血不足，失于温养，故见腹痛绵绵；不能温煦，故见腹痛绵绵，喜温喜按；脾虚运化功能失司，气血生化乏源，气血亏虚，故见神疲乏力，心悸气短，动则更甚；久病不愈，气虚推动乏力，则血行不畅，瘀血阻络，气机阻滞，则腹部胀满；瘀血阻络，血不循常道而外溢，则大便潜血阳性。舌质淡，苔薄白，脉沉细为中虚脏寒之象。故以温中补虚，缓解止痛，消胀为法，方用黄芪建中汤加减。方中黄芪、人参、大枣、甘草补脾益气；桂枝、炮姜温阳散寒；白芍、饴糖缓急止痛补虚；白及、大黄炭、三七、炮姜祛瘀止血；大腹皮行气消胀；当归养血补血。诸药合用，使虚得补，积急得缓，瘀得去，血得止，其病则减也。三诊用当归赤小豆散者，治本之举也。其虚、寒、瘀、气郁、出血、狭窄等等皆标也，唯"回肠溃疡"是之本。而其"本"之病机则为湿热中阻也，故以当归赤小豆散加败酱草以消热毒，散恶血，除烦排脓，补血脉，生新去陈。

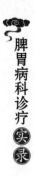

验案4

患者：董某某，女，79岁。2021年3月27日初诊。

现病史：阵发性左下腹疼痛反复发作2年，加重1个月来诊。刻诊：左下腹阵发性绞痛，痛处固定不移，喜温喜按，畏寒怕冷，脘腹胀满，时轻时重，嗳气时作，闷闷不乐，腰膝酸软，纳食尚可，大便溏软，小便尚清，舌体胖大，质淡苔薄白，脉沉缓。

既往史：既往高血压病史30余年；胆囊结石、十二指肠憩室病史20年；冠状动脉支架术后8年；发现肺结节9个月余。

中医诊断：腹痛（脾肾阳虚，虚寒内盛）。

西医诊断：①肠功能紊乱；②胆囊结石；③冠脉支架术后；④高血压；⑤肺结节。

治法：温肾健脾，散寒止痛，理气柔肝。

方药：附子理中丸合痛泻要方化裁。附子12g，干姜10g，白术30g，人参15g，薏苡仁15g，茯苓15g，陈皮12g，白芍12g，防风9g，甘草6g。5剂，水煎取汁300ml，分2次服，每日1剂。

二诊：2021年4月1日。服药后疼痛较前明显减轻，喜温喜按，遇寒加重，舌淡，苔薄白，脉沉细缓。上方调整剂量继服。处方：附子12g，干姜10g，白术12g，人参10g，薏苡仁15g，茯苓15g，陈皮12g，白芍12g，防风9g，甘草6g。5剂，水煎取汁300ml，分2次服，每日1剂。

三诊：2021年4月7日。服药后腹部隐痛消失，纳食可，大便调，每日1次，但口干口渴，夜间较重，舌淡红苔薄白，脉沉细。阳虚寒盛渐缓。今去附子，改人参6g，加葛根12g。既升清阳，又生津液。处方：人参6g，干姜10g，白术12g，薏苡仁15g，茯苓15g，陈皮12g，白芍15g，防风9g，葛根12g，甘草6g。5剂，水煎取汁300ml，分2次服，每日1剂。

四诊：2021年4月12日。腹部疼痛基本消失，纳食可。舌淡红苔薄白，脉沉。患者今日出院。

按语：患者年老体弱，久病多病，脏腑功能失调，脾肾阳虚，虚寒中生，脏腑失其温煦，腹痛阵作，痛处固定不移，喜温喜按，畏寒怕冷；加之肝旺乘脾，气机不畅，脘腹胀满，时轻时重，嗳气时作，闷闷不乐；肾阳不足，则腰膝酸软；大便溏软，小便尚清，舌淡红苔薄白，脉沉细为脾肾阳虚之象。总之其病机为阳虚寒胜。故予附子理中丸以温阳散寒；痛泻要方柔肝理气；薏苡仁健脾化湿。共奏温肾健脾、散寒止痛、理气柔肝之功。

验案5

患者：孙某某，男，58岁。2021年1月11日初诊。

主诉：间断性腹痛、腹泻2年，加重1个月余。

现病史：患者于2年前无明显诱因出现间断性腹痛、腹泻，近1个月加重，泄泻腹痛，大便日3～4次，呈水样，泻下急迫，便后腹痛减轻但肛门有灼热感。时有口苦，食欲下降，体重日渐减轻，乏力，情绪低落，眠差，易醒多梦。自行口服吡哌酸片、蒙脱石散（具体用量不详），症状无改善，遂来我院就诊。刻诊：患者形体消瘦，精神不佳，情绪低落。舌质红，苔黄腻，脉滑数。

既往史：心律失常，口服美托洛尔；高血压病史。

辅助检查：腹部平片示未见异常。

中医诊断：泄泻（湿热泄泻）。

西医诊断：肠功能紊乱。

治法：清热利湿。

方药：葛根芩连汤加减。葛根15g，黄连6g，黄芩10g，干姜6g，焦三仙各12g，猪苓6g，茯苓30g，甘草3g。3剂，水煎服，每日1剂。

二诊：2021年1月14日。服药后腹痛腹泻减轻，乏力改善，精神好转，仍有食欲不振。现感尿频，夜间明显。舌质红，苔薄黄，脉滑数。前列腺及膀胱彩超示前列腺肥大。尿常规：尿糖（3+），餐后2小时血糖9.5 mmol/L。更改上方，给予半夏泻心汤加减。处方：半夏12g，黄连6g，黄芩10g，干姜6g，党参10g，砂仁9g，香附10g，陈皮6g，焦三仙

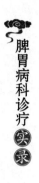

各12g，甘草3g，石菖蒲12g。7剂，水煎服，每日1剂。

三诊：2021年1月24日。服药后乏力及腹泻明显减轻，现小便频，夜间甚未明显改善。双下肢水肿，呈凹陷性，抬高后可减轻。舌质红，苔黄，脉滑。处方：苍术（炒）12g，黄柏12g，川牛膝10g，薏苡仁15g，草薢15g，泽兰12g，桃仁12g，水蛭3g，甘草3g，石韦15g。7剂，水煎服，每日1剂。

四诊：2021年2月2日。服药后上述症状减轻，现感腰痛。上方加茯苓、杜仲（炒）、桑寄生。处方：苍术（炒）12g，黄柏12g，川牛膝10g，薏苡仁15g，草薢15g，泽兰12g，桃仁12g，水蛭3g，甘草3g，石韦15g，茯苓30g，杜仲（炒）10g，桑寄生20g。7剂，水煎服，每日1剂。

五诊：2021年2月9日。自述尿频、腰痛症状改善，大便日1～2次。继服上方中药巩固。

按语：泄泻湿热蕴结证又称湿热泄泻，是指感受湿热，以泄泻腹痛，泻下急迫，或泻而不爽，粪色黄褐，气味臭秽，肛门灼热，烦热口渴，小便短黄，苔黄腻，脉滑数或濡数等为常见症的泄泻证候。方中黄连、黄芩苦寒清热燥湿；葛根解肌清热，升清止泻。猪苓、茯苓增强利湿之效，使其清热分消，则泄泻可止。三诊时因小便频，夜间甚伴下肢水肿，更改治法给予四妙散加减。

肠结

验案1

患者：聂某某，女，80岁。2021年1月18日初诊。

主诉：肛门4天无排气排便来诊。

现病史：患者近4天未排便排气，腹胀如鼓，伴食欲不振，纳食量明显下降，仅少量流质饮食，无明显恶心呕吐，眠尚可，小便浑浊。舌质深红，苔黄少津，脉沉弦。察其双目无神，面色萎黄，被动体位，右侧肢体瘫痪，言语障碍，双肺呼吸音粗，心（－），腹部膨隆，满腹压痛，无反跳痛，叩之鼓音，肠鸣音亢进。

既往史：既往便秘10年，2型糖尿病病史20年，脑梗死9年。

辅助检查：血常规：中性粒细胞数$6.5 \times 10^9/L\uparrow$；生化分析：空腹葡萄糖$7.06\,mmol/L\uparrow$，高密度脂蛋白$1.06\,mmol/L\downarrow$，低密度脂蛋白$4.36\,mmol/L\uparrow$，载脂蛋白A $10.8\,g/L\downarrow$，载脂蛋白B $1.4\,g/L\uparrow$，低密度/高密度$4.1\uparrow$，脂蛋白α $761.8\,mg/L\uparrow$，二氧化碳结合力$17.90\,mmol/L\downarrow$，乳酸$0.85\,mmol/L\downarrow$；胸+上腹CT示：①双肺符合支气管炎；②双肺间质性炎性改变；③冠脉钙化；④部分小肠内少量液平面。

中医诊断：肠结（气机阻滞，实热内结）。

西医诊断：①肠梗阻；②脑梗死后遗症期；③2型糖尿病；④肺部感染。

治法：西医治以禁食，清洁灌肠，营养支持治疗；中药治以清热散结，行气导滞。

方药：小承气汤加减。大黄（后下）9g，厚朴（姜）12g，枳实（麸炒）12g，大腹皮15g，莱菔子（炒）10g。2剂，开水冲服50ml，每日1剂，少量频服。

二诊：2021年1月21日。服药后排出大量粪便，腹胀明显减轻，现已能自行排便排气。舌质红，苔黄，脉沉弦。考虑大便已行，且患者年事已高，身体虚弱，不胜峻泻，今予六磨汤加减行气导滞，消食化积。处方：大黄6g，木香10g，沉香3g，乌药10g，槟榔10g，枳实（麸炒）12g，莱菔子12g。5剂，开水冲50ml，每日1剂。

三诊：2021年1月26日。药后患者纳食可，大便质软成形，每日1次。舌质红苔薄白，脉弦。今改五磨饮子以巩固疗效。处方：木香10g，沉香3g，乌药10g，槟榔10g，枳实（麸炒）12g，莱菔子12g。5剂，开水冲50ml，每日1剂。

2021年1月29日治愈出院。

按语：患者病情复杂，年老体弱，多病缠身，久卧懒动，且常年便

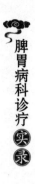

秘，气机不畅，食积气滞，郁而化热。实热内结，腑气不通，则无排便排气，腹胀如鼓；气滞食积则现食欲不振。舌质深红，苔黄少津，脉沉弦为实热内结、津液不能运化之证。可见本案虚实夹杂，本虚标实，其虚在前为本已缓，其实在后为标而急。其标病位在肠，证属气机阻滞，实热内结。根据"急着治其标""中满者泻之以内"之训，首治用小承气汤加减以清热散结，行气导滞；后再用六磨汤、五磨饮子以行气导滞，使气行、滞消、热清，则腑气通，饮食能进，自能固本也。

验案2

患者：孙某，男，65岁。2011年12月18日初诊。

主诉：腹痛伴恶心呕吐1天。

现病史：患者于10年前因直肠癌行部分直肠切除术，术后曾多次因肠梗阻住院治疗，经清洁灌肠等治疗后多能治愈。今因入院前1天饮食不节（进食花生并饮酒）而出现腹部阵发性绞痛，伴恶心呕吐，无排便排气。腹透示：中腹部见肠管胀气，内可见液气平面，最大径约8 cm。遂予清洁灌肠，持续胃肠减压及补液等治疗，灌肠后解下质硬粪块多枚，引流出胃内容物约1000 ml，腹痛、恶心呕吐症状消失，但仍无肛门排气，腹胀明显，予大承气汤原方4剂治疗，不见反应。为排除肿瘤复发行腹部CT示：粘连性小肠梗阻。现症见：腹部胀满，口干，小便少，舌红苔白略腻，脉沉弦。

中医诊断：腹痛，属痰饮水走肠间。

西医诊断：粘连性小肠梗阻。

治法：消除水饮，导邪下行。

方药：己椒苈黄汤。大黄15 g，防己12 g，葶苈子15 g，椒目10 g。3剂，水煎服，每日1剂。（注：因药房无椒目，嘱患者自备。）

随访：1剂后即腹满及口干减轻，小便渐多；3剂后大便豁然而通，日10余次，皆为黄色稀便，且肛门排气频频，诸症皆失。治愈而出院。

按语：《金匮要略·痰饮咳嗽病脉证并治第十二》曰："腹满，口舌干燥，此肠间有水气，己椒苈黄丸主之。"患者病情与原文节节相符，遂改丸为汤，加强其攻下逐饮之力。"防己、椒目导饮于前，清者得从小便而出，大黄、葶苈子推饮于后，浊者得从大便而下也，此前后分消，则腹满减而水饮行，脾气转而津液生。"（《金匮要略直解》）大承气汤为治阳明实热在里之方，而本病为胃肠积饮，水气在内，非实证，故用之无效，终以应用己椒苈黄而得效，可见中医辨证需仔细，药证相符方会取效。

验案3

患者：萧某，男，52岁。2011年4月25日初诊。

主诉：腹部疼痛反复发作1个月余。

现病史：患者诉1个多月来常腹部隐隐作痛，腹痛尚能忍耐，但每隔几天就腹痛大发作一次，腹痛难忍，面色苍白，多持续10余分钟方能缓解，近几日发作较频繁，遂至聊城市某医院检查，诊断为"不完全性肠梗阻"。因患者欲服中药治疗，遂来诊。察其舌脉：舌淡苔白腻，脉沉紧。

中医诊断：肠结（寒邪内阻）。

西医诊断：不全性肠梗阻。

治法：散寒通腑。

方药：大黄附子汤。大黄10g，附子10g，细辛3g。2剂，水煎服，每日1剂。

数月后，遇患者，惊喜相告，服药一剂后即痛止，两剂服完，腹痛至今未作。

按语：《素问》曰："寒气客于肠胃，厥逆上出，故痛而呕也。寒气客于小肠，小肠不得成聚，故后泄腹痛矣。"寒凝气滞，经脉受阻，不通则痛。积滞在内，非下不能去，故用大黄泻下通便；寒邪在里，非温不能除，故用附子、细辛温经散寒止痛，且二药能制大黄苦寒之性，

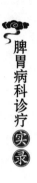

防其伤阳之弊。经方之效，效如桴鼓。

验案4

患者：姜某某，男，79岁。2021年1月20日初诊。

现病史：患者因腹部胀满不适10天而住院诊治。刻诊：脘腹胀满，排气排便后减轻，近半个月排便频次减少，2～3日1次，甚则5～7日1次，质软成形，伴有嗳气时作，纳呆食少，无恶心呕吐，乏力倦怠，寐可，小便正常。舌质淡红，白厚腻苔，脉沉有力。

既往史：既往胃大部切除术后20年余，高血压、脑梗死病史7年。

辅助检查：胸部及上腹部CT示：①双肺慢性支气管炎，肺气肿CT表现；②双肺慢性炎性改变；③左肺上叶结节灶；④冠脉钙化；⑤心包及隐窝内少量积液；⑥脾脏内侧缘囊性密度灶；⑦左侧肾上腺结节样改变；⑧右肾实质局限性突起。

中医诊断：肠结；痞满。证属胃肠气滞，饮食内积，湿热蕴结。

西医诊断：①粘连性肠梗阻（不完全性）；②残胃炎；③胃大部切除术后；④高血压。

治法：行气导滞，清热祛湿。

方药：枳实导滞丸加减。枳实15g，大黄10g，黄连9g，黄芩9g，炒神曲12g，白术12g，茯苓12g，泽泻10g，厚朴15g，延胡索12g，郁金12g，甘草6g。3剂。水煎取汁300ml，分2次服，每日1剂。

二诊：2021年1月22日。服药翌日排出大量粪便后，脘腹痞塞满闷减轻，纳食较前增加，乏力倦怠稍减，大便1～2日1次，仍有排便未尽感。舌质淡红，苔白厚腻，脉沉有力。气机仍不畅也。今于上方加木香、槟榔以理气导滞。处方：大黄10g，枳实15g，黄连9g，黄芩9g，炒神曲12g，白术12g，茯苓12g，泽泻10g，厚朴15g，延胡索12g，郁金12g，木香9g，槟榔9g，甘草6g。3剂。水煎取汁300ml，分2次服，每日1剂。

三诊：2021年1月25日。患者症状消失，纳食量明显增加，大便日1行。

按语：患者胃大部切除术多年，加之年迈多病，迁延日久，渐至胃肠气机运行不畅，加之其有饮酒、吸烟史，且为独居老人，烟酒无度，饮食起居失于调护，饮食积聚，水聚为湿，郁而化热，湿热食饮互结，气机被阻，则生诸症。舌质淡红，白厚腻苔，脉沉有力亦为饮食内停之象。具有消食导滞、清热祛湿功效的方剂，由大黄、枳实、神曲、茯苓、黄芩、黄连、白术、泽泻等药物组成。方中大黄攻积泻热；枳实行气导滞；神曲消食化滞而和胃；黄芩、黄连清热燥湿；茯苓、泽泻利水渗湿；白术健脾燥湿；厚朴、延胡索、郁金、木香、槟榔以增强行气导滞化瘀之功。湿热食饮得以泻除，气机自通，诸症自消矣。本案寓以泻为补之意。

验案5

患者：吕某某，女，80岁。2021年1月29日初诊。

现病史：患者因腹痛8天而入院。刻诊：8天前无明显诱因出现腹部疼痛，呈阵发性胀痛，伴肛门排气减少，大便3天未排，脘腹硬满，按之痛甚，恶心纳呆，小便可。舌红苔而燥，脉沉弦。

体格检查：左侧下腹部可触及条索样包块，质硬，推之可活动，肠鸣音活跃。

辅助检查：腹部平片可见大量胀气。

中医诊断：肠结（燥屎内结，腑气不通）。

西医诊断：不完全性肠梗阻。

治法：峻泻热结。

方药：大承气汤加减。大黄（后下）12g，枳实（麸炒）15g，厚朴（姜）12g，芒硝12g，大腹皮30g。3剂，水煎服，每日1剂。

二诊：2021年2月2日。服药后翌日排出大量粪便，腹部胀痛明显减轻，纳食好转，睡眠一般，小便量色可，大便2日一行。舌红，苔白厚，脉沉。继服上方2剂，水煎服，每日1剂，早晚两次分服。

三诊：2021年2月5日。今日查房，诸症及腹部阳性体征消失，纳

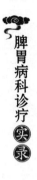

食可，大便畅，排气可。嘱改善饮食习惯及结构，保持大便通畅。今日出院。

按语：本案患者年事已高，稍有饮食不节，即可发生气滞食积，郁而化热，实热与积滞互结，浊气填塞，腑气不通，故大便秘结，脘腹痞满；里热消灼津液，糟粕结聚，燥粪积于肠中，故腹痛硬满，按之痛甚，左下腹可触及包块；热盛伤津，燥实内结，故见舌苔黄燥，脉沉实。实热已结，非峻下之里实不能消除，虽年事已高，也应下之。故给予大承气汤，方中大黄泻热通便，荡涤肠胃；芒硝助大黄泻热通便，并能软坚润燥；二药相须为用，峻下热结之力甚强；积滞内阻，则腑气不通，故以厚朴、枳实行气散结，消痞除满，并助芒硝、大黄推荡积滞以加速热结之排泄，共奏峻泻热结之功。

验案6

患者：张某某，女，60岁。2021年1月6日初诊。

主诉：腹痛腹胀1个月。

现病史：患者于1个月前无明显诱因出现腹痛腹胀，排便困难来诊。刻诊：腹胀腹痛，时作时止，以小腹及脐周为主，按之痛甚，伴大便干结，质干难排，肛门排气明显减少，恶心欲吐，嗳气频繁，嗳气排气后腹胀腹痛减轻，腹部包块，时聚时散，游走不定，排便排气后消失，纳食减少，夜寝难安，体重较前无明显变化。舌质红，苔薄黄，脉弦。

既往史：便秘史10年；2型糖尿病病史15年；冠心病病史半年余。

辅助检查：腹片（2020-12-26）示：肠腔内少量积气及右下腹重合处隐约似见液气平面；腹片（2020-12-28）示：降结肠区域内可见肠管内胀气，结肠袋可见，结肠走行区内可见大量内容物。

中医诊断：肠结（食积气滞，腑气不通）。

西医诊断：①不完全性肠梗阻；②2型糖尿病。

治法：西医治以清洁灌肠、增加胃肠动力；中药治以消食化积，通腑行气。

方药：六磨饮子化裁。川木香10g，沉香5g，乌药10g，枳实（麸炒）12g，大黄（后下）12g，大腹皮30g，玄参12g。3剂，开水冲100ml，每日1剂，早晚两次分服。

复诊：2021年1月9日。患者服药后排气排便较多，腹胀腹痛明显缓解，继服7剂治愈出院。

按语：本案患者久病多病，脏腑功能失调，气机不畅，影响大肠传导之功，渐至气食互结，腑气不通，故见腹胀腹痛，时作时止，以小腹及脐周为主，按之痛甚；大肠传导失常，通降受阻，故大便干结，质干难排，肛门排气明显减少；腑气不通，胃气上逆，故见恶心欲吐；腹部包块，时聚时散，游走不定，排便排气后消失为气滞食积互结之证，结聚尚未甚实。肠道积热，耗伤阴液，故见口干。舌质红，苔薄黄，脉弦均为气机阻滞，实热内结之佐证。总之其病位在肠，病理因素以气滞、食积为主；证属食积气滞，腑气不通。故以六磨汤以行气通腑泄热。方中大黄、枳壳攻积导滞、通腑泻泄；木香、沉香、乌药、大腹皮疏肝行气、理气导滞；玄参养阴散结。共奏消食化积，通腑行气之功。

泄泻

验案1

患者：庄某，女，28岁。2009年7月6日初诊。

主诉：因下利脓血10余年来诊。

现病史：患者于10多年前无明显原因出现脓血便，后在多家医院诊治，诊断为"溃疡性结肠炎"，给予柳氮磺胺吡啶、泼尼松等治疗，病情时轻时重。现仍口服泼尼松15mg/d。刻诊：下利脓血，色暗红，每日4~6次，便前腹痛，便后痛缓，里急后重，脘痞腹胀，嗳气则舒，情志不畅则诸症加重，纳食尚可，周身乏力，口不干，小便微黄，舌质紫暗，舌苔黄厚，脉弦略沉。

中医诊断：腹泻（肝旺乘脾，热伤肠络）。

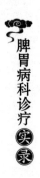

西医诊断：溃疡性结肠炎。

治法：柔肝健脾，凉血止痢。

方药：痛泻要方化裁。陈皮10g，白芍20g，防风10g，白术10g，槐花10g，侧柏炭10g，枳壳10g，乌贼骨30g，茜草10g，白头翁10g。7剂，水煎服，每日1剂。

二诊：2009年7月13日。服药后大便脓血减少，每日2～4次，里急后重减轻，胃纳尚可，仍脘痞腹胀，周身乏力，舌脉同前。证属血热渐减，仍脾虚气弱。今重用健脾柔肝之药。处方：陈皮10g，白芍25g，防风10g，白术25g，槐花10g，侧柏炭10g，枳壳10g，乌贼骨30g，茜草10g，白头翁10g。7剂，水煎服，每日1剂。

三诊：2009年7月20日。服药后脓血便止，仍大便稀溏，少量黏液，每日2次，便前腹隐痛，脘痞乏力，小便可，苔略黄厚，脉弦。血热减半，仍有气机不畅，脾虚气弱。遵效不更方之意，继服上方7剂。停用泼尼松。

四诊：2009年7月27日。气机已畅，余热未除。恐死灰复燃，仍以上方加木香继服。处方：陈皮10g，白芍25g，防风10g，白术25g，槐花10g，侧柏炭12g，枳壳10g，乌贼骨40g，茜草10g，白头翁12g，木香10g。7剂，水煎服，每日1剂。

五诊：2009年8月3日。诸症消失。用参苓白术丸9g，3次/日。以善其后。

按语：患者久病不愈，致情志不畅，脾胃虚弱，气机不畅，郁而化火。火伤肠络，迫血妄行，则下利脓血；肝旺乘脾，气机不畅，腑气不通，则便前腹痛；嗳气，便后气机则畅，故腹痛便后痛缓，脘痞腹胀嗳气则舒；脾虚气弱则周身乏力；口不干为热在血；舌质紫暗，舌苔黄厚，脉弦沉为肝旺脾虚，血分有热之证。久痢本多虚证。然本例下利脓血10载，虽有周身乏力之脾虚见证外，但仍以气机不畅，血分有热为主。属虚实夹杂，实多虚少。其实为肝旺、血热，其虚为脾虚。故其治当以柔肝、凉血为主，佐以健脾。方用痛泻要方柔肝健脾以调畅气机，佐槐花、侧柏叶炭、白头翁等凉血止痢，如此药证相符，则能取效。

验案2

患者：许某，男，42岁。2009年5月16日初诊。

现病史：患者因腹痛腹泻反复发作10年，复发2个月来诊。刻诊：腹痛腹泻，肠鸣腹胀，泻前腹痛，泻后痛解，大便溏薄，每日4～5次，遇冷及情绪刺激则加重，纳食尚可，小便正常。舌质淡红苔薄白，脉弦。检阅实验室结果未见异常。

中医诊断：泄泻（肝旺乘脾，气机不畅）。

西医诊断：肠易激综合征。

治法：柔肝健脾，调畅气机。

方药：痛泻要方加减治疗。陈皮10g，白术12g，白芍15g，防风12g，山药24g，炒麦芽15g，白扁豆12g，肉豆蔻6g，甘草6g。7剂，水煎服，每日1剂。

二诊：2009年5月24日。服药后诸症明显减轻，腹痛若失，大便成形，每日3次。舌脉同前。现气机已畅，唯大肠失固，故加芡实以固肠止泻。处方：陈皮10g，白术12g，白芍15g，防风12g，山药24g，炒麦芽15g，白扁豆12g，肉豆蔻6g，芡实12g，甘草6g。7剂，水煎服，每日1剂。

三诊：2009年5月31日。诸症消失，脉转和缓。嘱停药观察。

随访至今未见复发。

按语：本案患者平素饮食不节，损伤脾胃，复因情志刺激，肝旺乘脾，气机不畅，则腹痛腹泻，肠鸣腹胀，泻后痛解；脾失健运，则大便溏薄，舌淡苔薄，脉弦为肝旺乘脾之证。总为肝旺乘脾，气机不畅所致，法当柔肝健脾，调畅气机，故选痛泻要方化裁治之，药证相符，故能取效。

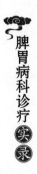

验案3

患者：张某，男，27岁。2010年6月26日初诊。

主诉：腹泻10余年，复发1个月余。

现病史：患者于10余年前无明显原因出现腹泻，曾先后在多家医院诊治，诊断为"慢性肠炎"，经常服用吡哌酸、盐酸小檗碱、蒙脱石散、双歧因子胶囊等，病情时轻时重，并于1个月余前复发。刻诊：大便时溏时泻，完谷不化，迁延反复，食少，食后脘闷不适，稍进油腻之物，则便次明显增多，脘腹冷凉，面色萎黄，神疲倦怠，舌质淡，苔薄白，脉沉弱。阅其结肠镜检查结果示肠黏膜水肿，血管纹理不清，可见黏液桥，未见糜烂与溃疡。

中医诊断：泄泻（脾胃虚寒）。

西医诊断：慢性肠炎。

治法：温中健脾，化湿止泻。

方药：理中汤化裁。党参12g，白术12g，干姜6g，山药30g，白扁豆10g，薏苡仁15g，芡实12g，防风12g，炒麦芽12g，大枣5枚，甘草6g。7剂，水煎服，每日1剂。

二诊：2010年7月4日。服上方5剂后，大便已成形，每日2~3次，现仍食后脘闷不适，脘腹冷凉，面色萎黄，神疲倦怠；舌质淡，苔薄白，脉沉弱。药证相符，药已中病。效不更方，继服上方10剂，水煎服，每日1剂。

三诊：2010年7月14日。近日大便日1次，条状软便，纳食增加，脘腹冷凉消失。仍食后脘闷不适，时而嗳气，面色萎黄，神疲倦怠；舌质淡，苔薄白，脉沉。虚寒渐退，脾胃仍虚。治以健脾益气，理气和胃。方以香砂六君子汤化裁。处方：党参12g，白术12g，茯苓15g，木香10g，砂仁6g，半夏10g，陈皮10g，炒麦芽12g，神曲12g，草豆蔻6g，炙甘草10g。10剂，水煎服，每日1剂。

四诊：2010年7月24日。诸症消失，诸症未再反复，舌淡红，苔薄白，脉和缓。气虚得补，脾胃调和。停药观察。

五诊：2010年8月24日。随访病情稳定，未再反复。

按语：患者饮食不节，损伤脾胃，日久脾胃虚弱，运化无权，清浊不分，则大便时溏时泻，完谷不化，迁延反复；脾失健运，胃不受纳则食少，食后脘闷不适，稍进油腻之物，则便次明显增多；脾胃虚弱，气血生化不足，则面色萎黄，神疲倦怠；日久伤阳，则脘腹冷凉；舌质淡，苔薄白，脉沉弱为脾胃虚寒之象。总之其病位在胃及大肠，而与脾有关，其病机是脾胃虚寒，病理因素乃寒湿内生。故其治当温中健脾，化湿止泻。方以理中汤化裁。理中汤温中健脾；白扁豆、薏苡仁健脾化湿；山药、芡实健脾涩肠止泻；防风味辛，取其升散之意；炒麦芽、大枣、甘草等以和胃、调气、行滞。正如汪昂所说："治脾胃者，补其虚，除其湿，行其滞，调其气而已"。三诊时，调整方剂为香砂六君子汤化裁以健脾益气，理气和胃。随症遣方用药，治疗得时，终使虚得补，寒得温，湿得除，滞得行，气得调，则脾胃得健，而诸证则消矣。

验案4

患者：姜某，女，47岁。2009年10月5日初诊。

主诉：腹痛腹泻2个月。

现病史：患者于2个月前因饮食不洁而腹痛腹泻，当地给予吡哌酸等治疗后腹痛止，但仍腹泻。刻诊：腹痛腹泻，肠鸣腹胀，泻前腹痛，泻后痛解，大便溏薄，日四五次，伴脘痞纳呆，嗳气频繁，食后更甚，四肢沉重。舌质淡红苔白厚，脉濡。腹软，按之不痛。大便常规、隐血试验（–）。

中医诊断：腹泻（脾胃不和，气机不利）。

西医诊断：肠易激综合征。

治法：调和脾胃，辛开苦降。

方药：半夏泻心汤化裁。半夏10g，黄连10g，黄芩10g，干姜6g，党参12g，白术12g，陈皮10g，焦三仙各12g，白豆蔻6g，甘草6g。5剂，水

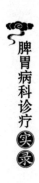

煎服，每日1剂。

二诊：2009年10月10日。服上方后诸症消失，2天前因情志不畅而复发。现腹痛腹泻，肠鸣腹胀，泻前腹痛，泻后痛解，大便溏薄，每日3～4次，晨起必泻，腹部冷凉，纳可。舌质淡红苔白，脉沉弦。证属肝旺乘脾，脾肾阳虚。治以柔肝健脾，温肾止泻。方以痛泻要方合四神丸化裁。处方：陈皮10g，防风10g，白芍15g，白术12g，干姜6g，山药15g，吴茱萸3g，肉豆蔻6g，补骨脂10g。7剂，水煎服，每日1剂。

三诊：2009年10月17日。服药后诸症消失，舌质淡红苔白，脉濡缓。病后脾胃仍虚。治以温补脾胃。给予附子理中丸调理。

四诊：2009年11月24日。今日因感冒来诊，告知已停药2周，腹泻未发。

按语：患者首诊以脾胃不和、升降失常为病机，故方以半夏泻心汤辛开苦降、调和脾胃为治，使脾胃调和，气机升降有度，则诸症自除；再诊以肝旺乘脾、脾肾虚寒为病机，故以痛泻要方合四神丸以柔肝健脾、温肾壮阳，使肝旺得平，脾肾阳复，则腹泻自止。本案充分体现了中医辨证论治的特点，虽为同一患者，同一疾病，但病因病机不同，故选方施治亦有差异。

验案5

患者：罗某，男，43岁。2009年7月29日初诊。

主诉：腹泻反复发作4年。

现病史：患者于4年前因饮食不节而致腹泻，曾经在多家医院诊治，诊断为"肠易激综合征"，给予双歧因子、蒙脱石散、谷参肠安及中药（不详）治疗，病情时轻时重。刻诊：腹泻便溏，每日4～5次，时带白色条状黏液，每因情志不畅，进食冷食而加重。伴肠鸣腹胀，时有里急，排便或排气后减轻，纳食尚佳，小便正常。舌淡红苔薄白，脉沉弦。大便常规（-）。

中医诊断：泄泻（肝郁脾虚，大肠不固）。

西医诊断：肠易激综合征。

治法：柔肝健脾，温中固肠。

方药：痛泻要方化裁。陈皮10g，白术12g，白芍15g，防风10g，山药20g，肉豆蔻6g，白扁豆15g，薏苡仁20g，罂粟壳10g，甘草6g。4剂，水煎服，每日1剂。

二诊：2009年8月2日。服药后诸症大减，大便每日1次，仍有腹胀，食后尤甚，小腹冷凉，舌淡红苔薄白，脉沉弦。证属肝旺乘脾，脾胃虚寒兼食积。治以柔肝健脾，温中止泻，佐以消食化积。上方去罂粟壳，加党参、干姜、莱菔子以温里止泻。处方：陈皮10g，白术12g，白芍15g，防风10g，山药20g，肉豆蔻6g，白扁豆15g，薏苡仁20g，党参12g，干姜6g，莱菔子15g，甘草6g。4剂，水煎服，每日1剂。

三诊：2009年8月6日。服药后现唯感腰腹微凉，舌淡红苔薄白，脉略沉。其证属肝气得舒，脾肾微寒。于上方中加补骨脂以温肾助阳。处方：陈皮10g，白术12g，白芍15g，防风10g，山药20g，肉豆蔻6g，白扁豆15g，薏苡仁20g，党参12g，干姜6g，莱菔子15g，补骨脂10g，甘草6g。4剂，水煎服，每日1剂。

四诊：2009年8月10日。诸症消失，停药观察。

按语：本例患者长期饮食不节，损伤脾胃，复因情志不畅，肝郁乘脾，气机不利，运化失司，则腹泻便溏，肠鸣腹胀，时有里急；脾胃虚寒，寒湿内生，则见便溏带白色条状黏液；舌淡红苔薄白，脉沉弦为肝郁脾虚之证。本案腹泻日久，反复发作，其病因既有饮食不节，又有情志不畅，病机既有肝旺乘脾，又有脾肾虚寒，大肠不固；后又兼食积，其病虚实夹杂。然其证以气机不畅为主，故其治以柔肝健脾，温中止泻。后再配以温肾，消导之品，使气机条达，正气得复，邪气得消，腹泻即止。

验案6

患者：冯某，男，63岁。2009年7月10日初诊。

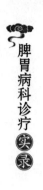

主诉：腹泻2个月余。

现病史：患者于2个月前因进食不洁而腹痛腹泻，当地给予口服药物及输液治疗（具体用药不详），后腹痛止，但仍腹泻，再服中西药物不效。刻诊：腹泻便溏，每日3～4次，大便黏腻不爽，时夹白色条状黏液，舌质暗红，苔白厚而腻，脉弦滑。大便常规（－）。

中医诊断：腹泻（湿热中阻，运化失司）。

西医诊断：结肠功能紊乱。

治法：清热化湿，醒脾止泻。

方药：清中化湿汤加减。半夏10g，陈皮10g，茯苓20g，枳实10g，栀子10g，黄连6g，石菖蒲10g，木香10g。7剂，水煎服，每日1剂。

二诊：2009年7月17日。服上方3剂后腹泻即止，现大便成条状，黏液消失，每日1次，仍纳差。舌质红，苔白略厚，脉弦。湿热渐去。上方加炒麦芽继服。处方：半夏10g，陈皮10g，茯苓20g，枳实10g，栀子10g，黄连6g，石菖蒲10g，木香10g，炒麦芽12g。7剂，水煎服，每日1剂。

三诊：2009年7月24日。现诸症消失，无不适感，舌红苔薄白，脉缓。湿热已去，脾胃已健。停药观察。

按语：患者乃饮食不洁，湿邪内侵，不及正治，久郁化热，湿热中阻，运化不利而致。其治当清热化湿，醒脾止泻。是方以半夏、陈皮、茯苓燥湿健脾；栀子、黄连清化湿热；石菖蒲、木香、枳实芳香醒脾而行气。使湿去热清，气机调和，诸症则消。

验案7

患者：娄某，女，70岁。2011年4月3日初诊。

主诉：腹泻40余天。

现病史：患者于4个月前患"脑干梗死"，在聊城市某医院ICU住院治疗，行气管切开术，经抗凝、改善循环、抗感染等治疗后病情稳定。于40余天出现腹泻，遂给予抗炎、止泻、纠正菌群失调等多项措施治疗无效。于今日邀余诊治。症见：腹泻不止，呈稀糊样便，每日10余次，夹杂黏液，无脓血。腹泻时心率达120余次（心电监护），伴痛苦表情，时干呕。舌红苔黄厚而干，脉滑数。

中医诊断：腹泻（湿热下注，兼津液亏虚，胃气上逆）。

西医诊断：抗生素相关性腹泻。

治法：清热化湿，升阳止泻，佐以生津和胃。

方药：葛根芩连汤化裁。葛根15g，黄芩10g，黄连10g，白芍15g，半夏10g，麦冬12g，甘草10g。3剂，水煎服，每日1剂。

二诊：2011年4月6日。服药后腹泻已止，大便呈条样便，每日2～3次。且排便时心率在100次左右，痛苦表情消失。舌质红，苔已转薄，脉弦滑。宗效不更方之意，继服上方3剂，水煎服，3剂。

三诊：2011年4月20日。随访腹泻未反复。

按语：患者久病重病，加之长期应用抗生素，致脾胃运化失职，水湿内盛，失于正治，郁而化热，阻于脾胃，升降失职。清阳不升，则泄泻无度；胃气上逆，则干呕；舌红苔黄厚而干，脉滑数为湿热内阻兼津液不足之证。故治以清热化湿，升阳止泻，佐以生津和胃。方中以葛根为君，葛根甘辛凉，入阳明经，既能外解肌表之邪以散热，又能内清阳明之热，更能升发脾胃清阳之气止泻生津。以黄连、黄芩为臣，黄连、黄芩苦寒清热燥湿，厚肠止痢。佐以白芍、甘草以缓急止痛；半夏和胃降逆；麦冬养阴增液，甘草为使，以甘缓和中，调和诸药。湿热去，清阳升，脾胃和，泄泻乃愈。

验案8

患者：孔某，女，23岁。2019年11月8日初诊。

主诉：排便习惯改变3个月。

现病史：患者于3个月前因饮食不节出现腹痛腹泻，水样便，伴恶心呕吐，发热，经补液、抗生素等治疗后诸症消失。数天后出现腹部不适、大便习惯改变，再服吡哌酸、蒙脱石散、双歧杆菌三联活菌胶

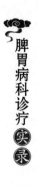

囊等，疗效不满意，后来诊。观其脉证：腹痛腹泻，痛则必泻，泻后痛减，里急便溏，遇冷加重，纳食尚可，小便可。舌质淡红，苔薄白，脉沉。大便常规+潜血未见异常。

中医诊断：泄泻（脾胃虚寒）。

西医诊断：肠功能紊乱。

治法：温中散寒，健脾止泻，缓急止痛。

方药：理中汤加减。干姜10g，人参6g，白术12g，芡实15g，炒薏苡仁15g，山药15g，白芍15g，甘草3g。7剂，水煎服，每日1剂，早中晚分次服。

二诊：2019年11月15日。服药3剂后症状消失。舌淡红苔薄白，脉和缓。嘱再进7剂；另嘱适量凉食，细嚼慢咽，以期使其胃肠适应外部环境及饮食因素的变化。

半年后回访未见复发。

按语：本案患者系急性胃肠炎后出现肠功能紊乱，中医认为其病因为饮食不节，外邪直中脏腑，虽经治疗，外邪已去，但脾气受伤，虚寒内生，运化失司；其病位在脾，其本在于脾阳不足，即所谓"阴道虚"矣。故其治应温中散寒，健脾止泻，佐以缓急止痛。用理中汤温中散寒，补气健脾。其中干姜温运中焦，祛散寒邪，恢复脾阳；人参补气健脾，振奋脾胃功能，佐白术健脾燥湿；甘草调和诸药。本案再用山药、芡实、薏苡仁以运脾化湿、收涩固脱而收止泻之效；配芍药甘草汤缓急止痛。诸药合用共奏温中散寒，健脾止泻，缓急止痛之功。

验案9

患者：王某某，女，69岁。2019年5月7日初诊。

主诉：腹痛，腹泻半个月余。

现病史：患者于半个月前因进食不洁出现腹痛腹泻，便意急迫，泻出水样便，伴恶心呕吐，呕吐物为胃内容物，于当地输液治疗（用药不详），症状一度好转，于昨日腹泻加重。刻诊：肠鸣腹泻，水样便，每日6~7次，伴脘腹胀满，嗳腐食嗅，恶心欲吐，纳呆早饱，小便尚调。舌质淡红，苔薄黄，脉弦。

体格检查：腹部平坦，未及肠形及蠕动波，腹壁无静脉怒张。腹软，腹部未及包块，脐左及下腹部压痛，无反跳痛，肝脾肋下未触及，墨菲征（－），肝区及双肾区无叩击痛。腹部叩诊呈鼓音，移动性浊音（－），肠鸣音活跃。

辅助检查：大便常规：WBC（++），血常规未见异常。

中医诊断：泄泻（寒热错杂，水饮内停，兼食积不化）。

西医诊断：急性肠炎。

治法：化饮消食，调和脾胃，寒热并用。

方药：生姜泻心汤化裁。生姜10g，人参9g，干姜3g，黄芩9g，法半夏10g，黄连3g，甘草9g，大枣9g，白芍12g，焦山楂10g，神曲（炒）10g，麦芽（炒）10g。3剂，每日1剂，开水冲服，早晚两次分服。

二诊：2019年5月10日。服药后诸症若失，大便溏软，纳食可，恶心消失。舌红苔薄白，脉缓。但患者于昨日腹胀腹痛，未排大便，欲便不能，仍腹痛肠鸣，左下腹按之有条索样包块，按之活动，轻压痛，舌淡红苔稍厚，证属水饮已化，食积未消，气机不畅。予厚朴三物汤加减，以行气导滞，因势利导。处方：大黄（后下）12g，厚朴（姜）12g，枳实（麸炒）12g，沉香5g，大腹皮12g。每日1剂，开水冲服，早晚两次分服。

三诊：2019年5月12日。药后排出球状大便，诸症消失。

后随访病情未再复发。

按语：本案患者症见腹痛，腹泻，心下痞满，舌质淡，苔黄微腻，脉濡缓。本方患者因饮食不节，损伤脾胃，水饮食积聚集，寒热错杂，阻碍气机，升降失常则腹痛腹泻，心下痞满，肠鸣腹泻，恶心欲吐，食积胃脘则嗳腐食嗅，胃不受纳则早饱纳呆。总之为证属寒热错杂，水饮内停，兼食积不化。故治以化饮消食，调和脾胃，寒热并用。方用生姜泻心汤化裁，方中以生姜、半夏散结开痞，降逆止吐；干姜辛热祛寒；

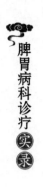

黄芩、黄连苦寒清热；人参、大枣、甘草补益脾胃，人参与半夏相伍，可使脾气升，胃气降，而脾胃调和；配以白芍、甘草缓急止痛。诸药合用，寒热并用，苦辛并施，使升降复，肠胃和，则肠鸣腹泻，心下痞满自除。然首剂后，水饮虽化，但食积未消，且食积在下，故复诊以厚朴三物汤行气导滞，使邪（食积）有出路而获效。

验案10

患者：于某，女，36岁。2017年3月13日初诊。

主诉：腹泻1个月。

现病史：患者于1个月前因饮食不节出现腹泻，水样便，自服吡哌酸后症状缓解，数日后腹泻复发。刻诊：肠鸣腹泻，食后即泻，大便溏稀，时带黏液，无脓血，每日4~5次。伴心下微满，便前腹部不适，便后缓解，口淡不渴，纳食尚可，小便微黄。舌淡红，苔白滑，脉濡。

中医诊断：泄泻（湿邪困脾，运化无力，兼有食积）。

西医诊断：肠功能紊乱。

治法：淡渗利湿，运脾止泻，佐以消食化积。

方药：四苓散化裁。茯苓12g，猪苓6g，泽泻10g，白术10g，白豆蔻10g，葛根15g，薏苡仁15g，山药15g，芡实10g，炒麦芽12g，神曲12g，焦山楂12g，甘草6g。7剂，开水冲服，每日1剂，早晚两次分服。

二诊：2017年3月20日。服药后腹泻减轻，大便溏软，无黏液，每日1~2次，仍肠鸣，排气后好转，心下微满，纳食尚可，舌淡红，苔白厚，脉滑。证属水停心下，气机不畅。治以和胃消痞，散结除水，方以生姜泻心汤化裁。处方：生姜12g，半夏10g，黄连10g，黄芩10g，干姜3g，人参6g，芡实15g，焦山楂12g，甘草6g。7剂，水冲服，每日1剂，早晚两次分服。

三诊：2017年3月30日。药后诸症悉除。

按语：患者为急性腹泻，虽经治疗，但水湿未尽，加之脾尚未醒，胃气初复，饮食水谷难以化运，湿浊内生。清阳不升，则肠鸣腹泻，食后即泻，大便溏稀，时带黏液；湿阻气机则心下微满，便前腹部不适，便后缓解；口淡不渴，小便微黄，舌淡红，苔白滑，脉濡为水湿困阻之象。总之本案病位在肠，与脾胃相关；病理因素有水、湿、食；病机为湿邪困脾，运化无力，兼有食积。故方以四苓散淡渗利湿，"利小便而实大便"，亦涵"治湿不利小便非其治也"之义；薏苡仁、山药、芡实健脾利湿；白豆蔻芳香醒脾以化湿；葛根升清止泻；炒麦芽、神曲、焦山楂三药合用以消食化积；甘草调和诸药。共奏淡渗利湿，运脾止泻，佐以消食化积之功。复诊仍有水停心下，气机不畅之象，故改生姜泻心汤以和胃消痞，散结除水。使水、湿、食得以化消，气机畅通，升降自如，其病自愈。

胁痛

验案1

患者：罗某，女，39岁。2010年6月25日初诊。

主诉：胸胁胀痛10余年，加重20天。

现病史：患者于10余年前因情绪刺激出现胸胁胀痛，在当地诊断为"慢性胆囊炎"，后长期服用消炎利胆片等治疗，病情尚稳定。20余天前复因情绪刺激而加重。刻诊：胸胁胀满，右胁胀痛，脘痞纳呆，厌食油腻，口苦口干，气短乏力，形体消瘦，舌淡苔白，脉弦。

体格检查：一般状况可，心肺（-），腹软无压痛，未触及包块，肝脾未触及，墨菲征（+），余（-）。因已进食，未行彩超检查。

中医诊断：胁痛（肝胆湿热，少阳不利）。

西医诊断：慢性胆囊炎。

治法：清利肝胆，和解少阳。

方药：小柴胡汤化裁。柴胡12g，黄芩12g，半夏10g，党参12g，甘草6g，鸡内金12g，郁金12g，枳实10g，鱼腥草30g，金钱草30g，焦三仙各12g。3剂，水煎服，每日1剂。

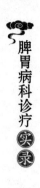

二诊：2010年6月28日。服药后诸症减轻，现右胁隐痛，口苦，纳呆，厌食油腻，舌淡苔白，脉弦。今日彩超示：胆囊炎。药已中病，病机同前。仍宗前法，于上方中合金铃子散。处方：柴胡12g，黄芩12g，半夏10g，党参12g，甘草6g，鸡内金12g，郁金12g，枳实10g，鱼腥草30g，金钱草30g，焦三仙各12g，延胡索12g，川楝子10g。7剂，水煎服，每日1剂。

三诊：2010年7月5日。现右胁偶有隐痛，纳食明显好转，气短乏力消失，仍厌食油腻，舌淡红苔厚，脉弦。现仍有肝胆气机不利。治以疏理肝胆为主，方仍宗小柴胡汤之意。处方：柴胡12g，黄芩12g，半夏10g，甘草6g，鸡内金12g，郁金12g，枳实10g，鱼腥草30g，金钱草30g，莱菔子15g，焦三仙各12g。7剂，水煎服，每日1剂。

四诊：2010年7月12日。现除厌食油腻外，余症皆消，舌淡红，苔薄白，脉和缓。停药观察。

五诊：2010年11月6日。今日随访，病情至今稳定。

按语：患者七情内伤，肝气不舒，则胸胁胀满；郁而化火，影响胆腑，气机不畅，则右胁胀痛，口苦口干；克乘脾土，脾失健运，湿浊内生，阻于中焦，则脘痞纳呆，厌食油腻；久病耗气，则气短乏力；中焦化源不足，不能充养机体，则形体消瘦；舌淡脉弦为木旺乘土之象。本案病位在胆，与肝脾相关，病理因素有气与湿热，为虚实夹杂之证。是方以小柴胡汤和解少阳，疏理肝胆。鸡内金、郁金、金钱草、鱼腥草清热利湿，枳实、延胡索、川楝子理气止痛；焦三仙消食和胃。使肝胆调和，湿热得去，气机畅通，诸症自消。

验案2

患者：马某，女，16岁。2010年5月26日初诊。

主诉：发热20余天。

现病史：患者于20余天前因"感冒"而致发热，曾在当地市级医院诊断为"上感"，予以输液治疗1周，病情未见好转。刻诊：寒热往来，午后发作，体温波动在37~37.8℃，伴有头晕头痛，纳呆厌油，口苦口黏，恶心欲呕，脘痞腹胀，四肢沉重，大便溏薄，舌红苔白厚，脉弦滑。

体格检查：一般状况可，浅表淋巴结未触及，巩膜无黄染，咽部无充血，扁桃体不大，心肺（－），腹软，无压痛及包块，肝脾未触及，墨菲征（＋）。

辅助检查：血常规及肝功能未见异常；彩超示胆囊炎。

中医诊断：胁痛（肝胆湿热，郁滞少阳，枢机不利）。

西医诊断：胆囊炎。

治法：清热化湿，和解少阳。

方药：蒿芩清胆汤化裁。青蒿12g，黄芩10g，枳实10g，竹茹10g，半夏10g，陈皮10g，茯苓15g，滑石12g，金钱草30g，鱼腥草30g，甘草6g。2剂，水煎服，每日1剂。

二诊：2010年5月28日。服药后唯感头晕外，余症皆除。舌红苔薄白，脉弦。药证相符，少阳渐和，气机已畅。恐死灰复燃，继服上方3剂。

2010年5月31日家长来电告知诸症消失。

按语：本例乃典型外邪不解，内传少阳之少阳病。感受外邪，不及正治，外邪入里，侵犯少阳，正邪交争，则寒热往来，午后发作甚；少阳被郁，枢机不利，气机升降出入失司，则恶心欲呕，脘痞腹胀，大便溏薄；头晕头痛，纳呆厌油，口苦口黏，四肢沉重，大便溏薄为湿困脾胃之证；舌红苔白厚，脉弦滑乃少阳湿热之象。其证为少阳湿热，枢机不利。其治以清热化湿，和解少阳。方中以蒿芩清胆汤清热化湿，和解少阳；以金钱草、鱼腥草清热解毒，使湿热得清，气机畅通，则热退而诸症皆除。

验案3

患者：贺某某，女，80岁。2021年3月5日初诊。

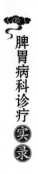

主诉：右胁、剑突下疼痛反复发作1年，复发8天。

现病史：患者于1年前因"间断性上腹疼痛3天"于2020年1月17日就诊于聊城市某医院，诊断为胆源性胰腺炎、胆囊结石并胆囊炎，经"ERCP＋球囊取石术，抗感染，抑酸，止吐，补液"等治疗症状缓解出院。8天前无明显诱因再次出现右胁及剑突下疼痛，遂来诊。刻诊：右胁及剑突下疼痛，呈阵发性，多于餐后出现，持续半小时渐缓解，伴发热，恶心欲吐，厌食纳呆，口干口苦，大便干结，排便困难，肛门排气减少，尿赤。舌质红，苔黄腻，脉弦滑。

既往史：既往"高血压病"病史20余年；冠心病病史3年；"甲状腺功能减退"病史30余年。

辅助检查：①血常规：白细胞计数15.91×10⁹/L，中性粒细胞计数14.3×10⁹/L，中性粒细胞百分比90%；②血淀粉酶＋脂肪酶：未见异常；③腹部正侧位：未见双膈下游离气体，双侧外侧区部分肠腔内气体，其间见小的气液平面。

中医诊断：①胁痛；②腹痛。证属砂石阻滞，湿热蕴结，腑气不通。

西医诊断：①胆石症并胆囊炎；②不完全性肠梗阻；③冠状动脉粥样硬化性心脏病；④甲状腺功能减退。

治法：西医给予头孢哌酮钠舒巴坦钠静脉滴注以抗菌消炎等对症治疗。中医治以利胆排石，清热祛湿，通腑泄热。

方药：大柴胡汤化裁。柴胡10g，黄芩12g，半夏10g，枳实15g，白芍20g，生姜10g，大黄（后下）10g，厚朴12g，虎杖12g，鱼腥草30g，鸡内金10g，郁金10g，金钱草30g，甘草6g。5剂，水煎取汁300ml，分2次服，每日1剂。

二诊：2021年3月10日。服药后大便通畅，右胁肋及上腹疼痛较前明显减轻，食欲好转，舌质红，苔黄腻，脉弦滑。湿热渐化，腑气已通。上方加海金沙以强排石利胆之功。处方：柴胡10g，黄芩12g，半夏10g，枳实15g，白芍20g，生姜10g，大黄（后下）10g，厚朴12g，虎杖12g，鱼腥草30g，鸡内金10g，郁金10g，金钱草30g，海金沙30g，甘草6g。5剂，水煎取汁300ml，分2次服，每日1剂。

三诊：2021年3月15日。现已复常，今日出院。

按语：本案患者素有胆囊结石，加以年老体衰，脏腑功能失调，气机运行不畅，以致砂石阻滞胆腑，枢机不利，郁而化火生湿，湿热蕴结，阻碍气机，升降失宜，腑气不通，此乃典型少阳阳明合病也。其病位在胆；病理因素有砂石、湿热、食积等；基本病机为砂石阻滞，湿热蕴结，腑气不通。治以利胆排石，清热祛湿，通腑泄热。方以大柴胡汤化裁。是方正如《医宗金鉴·删补名医方论·卷八》所言："柴胡证在，又复有里热，故立少阳两解法也。以小柴胡汤加枳实、芍药者，仍解其外以和其内也。去参、草者，以里不虚。少加大黄，以泻结热。倍生姜者，因呕不止也。斯方也，柴胡得生姜之倍，解半表之功捷。枳、芍得大黄之少，攻半里之效徐，虽云下之，亦下中之和剂也。"再佐以虎杖、鱼腥草清热解毒除湿；鸡内金、郁金、金钱草、海金沙利胆排石，化石消食；厚朴以行气滞，使诸多病理因素得除，枢机利，腑气通，气机畅，其病自愈。

黄疸及湿阻

验案1

患者：王某，男，42岁。2011年6月1日初诊。

主诉：目黄，身黄，尿黄20余天。

现病史：患者于20余天前无明显原因出现目黄、身黄、尿黄，色泽鲜明，伴周身乏力，食欲不振，恶心欲吐，厌食油腻，大便溏软，舌红苔白厚腻，脉滑。

辅助检查：ALT：446.00U/L，AST：821.30U/L，TBIL：142.60μmol/L，DBIL：83.90μmol/L，IBIL：58.70μmol/L，HBsAg（＋），抗-HBs（－），HBeAg（＋），抗-HBe（－），抗-HBc（＋）。HBV-DNA：

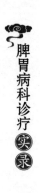

$1.020 \times 10^7\,U/L$。

中医诊断：黄疸——阳黄。证属湿热并重，其病机为湿遏热伏，困阻中焦，胆汁泛滥肌肤。

西医诊断：慢性乙型病毒性肝炎。

治法：遂收入住院治疗。西医给予甘草酸二铵肠溶胶囊口服以保肝治疗；中医治以利湿化浊运脾，佐以清热。

方药：茵陈四苓汤化裁。茵陈30g，茯苓15g，猪苓15g，泽泻12g，白术12g，虎杖15g，焦山楂15g，炒麦芽12g，板蓝根30g，车前子12g，甘草12g。7剂。水煎取汁300ml，分2次服，每日1剂。

二诊：2011年6月8日。服药后周身乏力，食欲不振，恶心欲吐，厌食油腻减轻。目黄、身黄、尿黄加重，舌红苔厚腻，脉滑。复查肝功：ALT：373.00U/L；AST：672.40U/L；TBIL：202.90μmol/L；DBIL：130.40μmol/L；IBIL：72.50μmol/L。现黄疸虽然有所加重，但中州渐复，食欲好转，纳食增加，脾胃未败，病情有所转机，唯湿热蕴结仍重，于上方加田基黄以强清热利湿退黄之功。处方：茵陈30g，茯苓15g，猪苓15g，泽泻12g，白术12g，虎杖15g，田基黄30g，焦山楂15g，炒麦芽12g，板蓝根30g，车前子12g，甘草12g。7剂，水煎取汁300ml，分2次服，每日1剂。

三诊：2011年6月15日。现目黄、身黄、尿黄，色泽鲜明，周身乏力，食欲不振，恶心欲吐，厌食油腻均明显减轻，大便略干，小便黄赤，舌红苔厚腻，脉滑。复查肝功：ALT：399.60U/L；AST：109.30U/L；TBIL：118.80μmol/L；DBIL：75.10μmol/L；IBIL：43.70μmol/L。湿热已减，脾胃已健。患者要求出院，嘱继服上方14剂。水煎取汁300ml，分2次服，每日1剂。

四诊：2011年6月29日。今日患者来诊，自述无明显不适，察其舌红苔厚腻，脉滑。复查肝功：ALT：57.30U/L；AST：32.50U/L；TBIL：47.50μmol/L；DBIL：24.30μmol/L；IBIL：23.20μmol/L。舌红苔薄白，脉滑。继服上方14剂。水煎取汁300ml，分2次服，每日1剂。

五诊：2011年7月12日。现黄疸消失，无不适感，舌红苔薄白，脉濡。脾胃已健，但余邪留恋未除，上方去田基黄、山楂，加黄芪、白豆蔻以扶正祛邪、芳香醒脾化湿。处方：茵陈30g，茯苓15g，猪苓15g，泽泻12g，白术12g，黄芪15g，虎杖15g，白豆蔻6g，炒麦芽12g，板蓝根30g，车前子12g，甘草12g。20剂，水煎服，每日1剂。

六诊：2011年8月3日。复查肝功：ALT：46.30U/L；AST：33.00U/L；TBIL：31.20μmol/L；DBIL：8.70μmol/L；IBIL：22.50μmol/L。HBV-DNA：正常范围。舌红苔薄白，脉濡。继服上方以巩固疗效。

处方：茵陈30g，茯苓15g，猪苓15g，泽泻12g，白术12g，黄芪15g，虎杖15g，白豆蔻6g，炒麦芽12g，板蓝根30g，车前子12g，甘草12g。20剂，水煎服，每日1剂。

按语：患者发病时值夏秋季节，暑湿当令，外感湿热，由表入里，内蕴中焦，湿郁热蒸，不得泄越，复因饮食不节，脾胃损伤，运化失职，湿浊内生，郁而化热，湿热熏蒸，胆汁泛溢而发为黄疸。如《金匮要略·黄疸病脉证并治》说："谷气不消，胃中苦浊，浊气下流，小便不通……身体尽黄，名曰谷疸。"《圣济总录·黄疸门》说："大率多因酒食过度，水谷相并，积于脾胃，复为风湿所搏，热气郁蒸，所以发黄为疸。"治以利湿化浊运脾，佐以清热。方以茵陈四苓汤化裁。方中茵陈四苓汤（茵陈、白术、猪苓、赤茯苓、泽泻）、车前子利湿清热，虎杖、板蓝根以强清热之功，白豆蔻芳香醒脾化湿，黄芪扶正祛邪，炒麦芽消食和胃，共奏清热化湿退黄、健脾和胃扶正之效。俾湿祛热清，脾健正复，诸证自除。本案证明茵陈四苓汤不仅有保肝之功，还有抗病毒之效。

验案2

患者：许某，男，53岁。2010年3月19日初诊。

主诉：ALT升高2年余。

现病史：患者于2年余前查体时发现ALT升高，后被诊断为"非酒

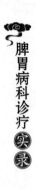

精性脂肪性肝炎"，给予"硫普罗宁、多烯磷脂酰胆碱胶囊、甘草酸二铵"等治疗1年无效。刻诊：除口黏微干，大便黏滞不爽外，余无明显不适，胃纳良好。素喜食肥甘厚腻之品。形体肥胖，面色灰暗，舌红苔白略厚而腻，脉弦滑。

辅助检查：ALT：135.30 U/L，AST：67.5 U/L，余正常。彩超示脂肪肝（重度）。

中医诊断：湿阻（痰热内阻，气机不畅）。

西医诊断：非酒精性脂肪性肝炎。

治法：清热化痰，通调气机。

方药：温胆汤化裁。陈皮10g，半夏10g，茯苓15g，枳实10g，竹茹10g，山楂15g，胆南星6g，茵陈15g，栀子10g，丹参15g，郁金10g，猪苓15g，白豆蔻6g，麦冬12g，甘草10g。15剂，水煎服，每日1剂。

二诊：2010年4月3日。服药后口黏微干减轻，舌红苔白略厚而腻，脉弦滑。现药证相符，病情减轻。遵效不更方之意，继服上方15剂，水煎服，每日1剂。

三诊：2010年4月18日。今日化验肝功ALT 86.6 U/L，AST 57.5 U/L。现大便黏滞不爽，余无不适感，舌红苔薄白而腻，脉弦滑。病情虽有减轻，但湿热仍存。宗分消走泄之法，今予清热利湿，前后分消，使湿有出路，方以茵陈四苓汤化裁。处方：茵陈15g，泽泻10g，茯苓15g，车前子12g，白术12g，山楂15g，丹参24g，郁金10g，陈皮10g，甘草10g，大黄6g。15剂，水煎服，每日1剂。

四诊：2010年5月3日。现排便通畅，质可，每日2~3次，余无不适感，舌红苔薄白，脉弦滑。遵效不更方之意，继服上方15剂。

五诊：2010年5月19日。今日查肝功：ALT 47.50 U/L，AST 36 U/L。余无不适感，舌红苔薄白，脉滑。现病虽近痊愈，但其痰湿之体难以速健。今仍宗分消走泄之法，予清化痰湿，方取二陈、四苓之意化裁。处方：陈皮10g，半夏10g，茯苓15g，竹茹10g，山楂15g，茵陈蒿15g，丹参15g，车前子12g，猪苓12g，草决明30g，神曲15g，大黄6g，甘草

10g。15剂，水煎服，每日1剂。

六诊：2010年6月3日。现无不适感，舌红苔薄白，脉滑。继服上方15剂。

七诊：2010年6月18日。今日查肝功：ALT 38.6 U/L，AST 28 U/L。舌红苔薄白，脉滑。病情已愈，停药观察。

2010年9月27日今日查肝功各项指标正常。病情未复发。

按语：非酒精性脂肪性肝炎尚无特效治疗方法，因其多无临床症状，故临证时常"无证可辨"。刘红书认为本病多为饮食不节，劳逸失调，内伤脾胃，运化失职，痰湿内生，阻碍气机所致。其病变涉及三焦，病理因素有积滞、痰、湿、瘀等。本案平素恣嗜肥甘厚腻，劳逸失调，脾失健运，运化失职，水谷不化精微，反生痰浊，充斥形体，则形体肥胖；痰瘀阻络，气血运行不畅，面色灰暗；痰湿内生，困阻气机，则排便不爽；痰浊久郁化热，则口黏微干；舌红苔白略厚而腻，脉弦滑为痰热内阻之证。胃纳良好说明胃气尚健。在治疗上多宗分消走泄之法，使积滞、痰、湿、瘀等分消于上、中、下三焦，气机升降出入如常，脾之运化得健，则五脏六腑调和，气血运行健旺，阴平阳秘，其病则愈。

验案3

患者：王某，男，66岁。2010年2月23日初诊。

现病史：患者于1个月前患"脑梗死"，在某市级医院住院治疗好转，又在家输注胞二磷胆碱、血栓通等，在治疗过程中出现目黄、身黄、小便黄而来诊。刻诊：目黄、身黄、尿黄，黄色鲜明，脘痞腹胀，胃纳欠佳，四肢沉重，午后更甚，皮肤瘙痒，尿赤便白，舌红苔黄腻，脉弦滑。

中医诊断：黄疸——阳黄（湿热蕴结，熏蒸肝胆，热重于湿）。

西医诊断：胆汁淤积性黄疸。

治法：清热利湿退黄。

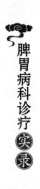

方药：茵陈四苓汤化裁。茵陈30g，猪苓15g，泽泻12g，茯苓12g，白术10g，栀子12g，枳实10g，大黄10g，车前子（包煎）15g，虎杖15g，白芍12g，赤小豆30g。10剂，水煎服，每日1剂。嘱其停用相关药物，戒酒及厚腻之品，适当休息。

二诊：2010年4月4日。患者服上方后症状明显好转，遂在家按上方继服20剂，今日复诊见目黄、身黄、尿黄已减大半，大便转黄，质微溏，脘痞腹胀及皮肤瘙痒消失，胃纳尚可，四肢略沉，舌红苔略厚，脉滑。肝功检查：ALT 114.70 U/L，AST 75.20 U/L，ALP 173.70 U/L，GGT 219.60 U/L，TBIL 37.6 μmol/L，DBIL 25.00 μmol/L，IBIL 12.6 μmol/L。此乃湿热渐去，腑气已通，湿热尚存，恐寒凉太过，反致病情迁延难愈，仍宗前法，唯减寒凉之品，加芳香醒脾之药。处方：茵陈15g，猪苓15g，泽泻12g，茯苓12g，白术12g，栀子10g，车前子（包煎）12g，虎杖10g，厚朴10g，藿香10g。15剂，水煎服，每日1剂。

三诊：2010年4月20日。服药后目黄、身黄、尿黄消失，无不适感，纳食尚可，大便调，尿微黄。舌质红，苔薄白，脉略沉。肝功检查：ALT 75.20 U/L，AST 49.10 U/L，ALP 131.80 U/L，GGT 141.10 U/L，TBIL 25.10 μmol/L，DBIL 13.10 μmol/L，IBIL 12.0 μmol/L。余邪未清，正气略虚。宗扶正祛邪之旨。于上方去虎杖、栀子，加黄芪。处方：茵陈15g，猪苓15g，泽泻12g，茯苓12g，白术12g，车前子（包煎）12g，厚朴10g，藿香10g，黄芪15g。15剂，水煎服，每日1剂。

四诊：2010年6月8日。患者服上方15剂后自动停药。今日检查肝功均正常。

按语：本例属黄疸（阳黄）范畴，其病因病机为药毒伤脾，运化失职，水湿内生，郁而化热，湿热蕴结，熏蒸肝胆，气机升降失常所致。总以湿热为患，当以清热利湿退黄为治。参"治湿不利小便，非其治也"之义，方选茵陈四苓汤加味，使湿去热清，其病渐愈；然热邪易清，湿浊难化，故其后宗分消走泄，扶正祛邪之训，加厚朴、藿香等畅中醒脾，黄芪以扶正，使湿从中下分消，热无所依，正盛邪退，气机升降自如，其病自愈。

癥积

验案1

患者：刘某，男，58岁。2006年9月3日初诊。

现病史：右胁痛3个月。刻诊：右胁隐痛，脘腹胀满，食少纳呆，困重乏力，头晕而沉，胸闷气短，动则加重，口苦而黏，便溏尿赤，面色鹜黑，右胁下痞块坚硬，推之不移，按之微痛，舌质暗红苔黄腻，脉滑。

辅助检查：心电图示陈旧性心肌梗死。$V_1 \sim V_4$：ST-T改变；肝功：ALT 84.30 U/L，AST 70.40 U/L，GGT 167.10 U/L，ALP 135.10 U/L，HBsAg（＋），AFP（＋）；CT示肝癌，主动脉夹层动脉瘤。

中医诊断：癥积（湿热蕴结，瘀血内阻）。

西医诊断：①慢性乙型病毒性肝炎；②肝炎后肝硬化（失代偿）；③原发性肝癌。④高血压；⑤冠心病，陈旧性心肌梗死；⑥主动脉夹层动脉瘤。

治法：清热利湿，破瘀散结，佐以扶正祛邪。

方药：茵陈四苓汤化裁。茵陈15g，猪苓15g，泽泻12g，茯苓15g，白术12g，车前子（包煎）12g，黄芪15g，白花蛇舌草15g，虎杖15g，露蜂房10g，郁金10g，苍术10g，大腹皮10g，桃仁10g，莪术10g。15剂，水煎取汁300ml，分2次服。嘱服硝苯地平缓释片、硝酸异山梨酯片等控制血压及冠心病。

二诊：2006年9月18日。服药后病情无明显变化，厌食油腻较突出，舌脉同前。此乃兼有食积，于上方中加生山楂。处方：茵陈15g，猪苓15g，泽泻12g，茯苓15g，白术12g，车前子（包煎）12g，黄芪15g，白花蛇舌草15g，虎杖15g，露蜂房10g，郁金10g，苍术10g，大腹皮10g，桃仁10g，莪术10g，生山楂15g。15剂，水煎取汁300ml，分2次服。嘱服

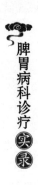

硝苯地平缓释片、硝酸异山梨酯片等控制血压及冠心病。

三诊：2006年10月3日。服药后食欲略增，舌苔也略转薄。虑其湿热瘀血难以速化，宗叶天士"分消走泄"之法，于上方中加白豆蔻。处方：茵陈15g，猪苓15g，泽泻12g，茯苓15g，白术12g，车前子（包煎）12g，黄芪15g，白花蛇舌草15g，虎杖15g，露蜂房10g，郁金10g，苍术10g，大腹皮10g，桃仁10g，莪术10g，生山楂15g，白豆蔻6g。30剂，水煎服，每日1剂。

四诊：2006年11月4日。服药后右胁隐痛，脘腹胀满有所减轻，胃纳增加，但食后仍有痞满，大便溏薄，舌质暗红苔黄腻，脉滑。遵效不更方之意，继服上方30剂。

此后病情逐渐好转，守上方再治疗3个月后，体重由原来的45kg增加到55kg。2007年3月20日CT检查示肿块有所缩小。患者无不适感，唯仍舌暗红、舌苔厚腻。再以此方为基础随证加减治疗2年余，至2009年8月8日来院复查CT：原病灶已钙化。肝功+AFP：ALT 40.30U/L，AST 34.50U/L，GGT 36.50U/L，ALP 27.10U/L，HBsAg（－），AFP 8.90ng/ml。

按语：患者为原发性肝癌，症见右胁隐痛，脘腹胀满，食少纳呆，困重乏力，头晕而沉，胸闷气短，动则加重，口苦而黏，便溏尿赤，面色黧黑，右胁下痞块坚硬，推之不移，按之微痛，舌质暗红苔黄腻，脉滑。证属湿热中阻，熏蒸肝胆，气机升降失常，湿、热、瘀互结，久病耗气，正虚邪实。虽然病情较重，病机错综复杂，但治疗时紧抓湿、热、瘀、虚，宗"分消走泄"之旨，用茵陈四苓汤加车前子、大腹皮、苍术、白豆蔻、白花蛇舌草、虎杖、露蜂房、郁金、桃仁、莪术、黄芪等，以清热利湿、破瘀散结、扶正祛邪，使湿邪得消，热无所附，瘀血得化，气机畅达，正气得复，邪无所恋，癥积乃散。

验案2

患者：刘某某，女，46岁。2019年11月17日初诊。

主诉：右上腹疼痛3年。

现病史：患者近半年来自觉右上腹疼痛，脘腹膨胀，食少纳呆，形体消瘦，面色黯黑，环唇青黯，头昏乏力，皮肤粗糙，颈胸部见红缕赤痕，下肢水肿，月经半年未潮，舌黯，有瘀斑，苔薄白，脉关尺细弦而涩。

既往史：既往胃炎病史。

辅助检查：彩超示：肝脏体积缩小，脾大。肝功能示：ALT 120 U/L，AST 96 U/L，TBIL 53 μmol/L，DBIL 43 μmol/L，PLT 80×10^9/L。

中医诊断：痞块（肝郁气滞，瘀血内阻）。

西医诊断：①慢性乙型病毒性肝炎；②肝硬化（代偿期）。

治法：疏肝理气，化瘀散结。

方药：膈下逐瘀汤加减。桃仁10g，红花10g，牡丹皮10g，柴胡10g，土鳖虫10g，黄芪10g，川芎10g，郁金10g，香附15g，延胡索15g，当归15g，赤芍15g，石见穿15g，八月札20g，丹参30g，鳖甲（先煎）30g，甘草6g。10剂，每日1剂，水煎服。西医给予恩替卡韦0.5mg，1次/日。

二诊：2019年11月28日。服药后肠鸣，大便得泻，脘腹胀气略宽，月经已行，色黯有块，小腹痛，乳胀痛，神疲形瘦，纳差。宜实脾在急，勿令木乘土位。守方加党参、牡蛎、白术、鸡内金、三七粉。处方：桃仁10g，红花10g，牡丹皮10g，柴胡10g，土鳖虫10g，黄芪10g，川芎10g，郁金10g，香附15g，延胡索15g，当归15g，赤芍15g，石见穿15g，八月札20g，丹参30g，鳖甲（先煎）30g，党参20g，牡蛎（先煎）20g，白术10g，鸡内金10g，三七粉（冲服）6g，甘草6g。10剂，每日1剂，水煎服。

三诊：2019年12月9日。服药后腹胀及右上腹疼痛减轻，精神渐佳，舌黯，瘀斑渐退，舌边尖已现淡红，脉象较前流利，唯关尺尚细涩。守方去红花、土鳖虫，改黄芪、白术用量，加阿胶。处方：桃仁10g，牡丹皮10g，柴胡10g，黄芪30g，川芎10g，郁金10g，香附15g，延胡索15g，当归15g，赤芍15g，石见穿15g，八月札20g，丹参30g，鳖甲（先

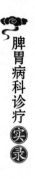

煎）30g，党参20g，牡蛎（先煎）20g，白术15g，鸡内金10g，三七粉（冲服）6g，甘草6g，阿胶（烊化）10g。10剂，每日1剂，水煎服。

四诊：2020年1月10日。服药后腹胀腹痛、下肢水肿已消失，皮肤转润，纳可，舌黯由舌尖渐退至舌根。复查肝功能已正常，血小板120×10^9/L。仍须实脾养肝，少进攻坚之品。守方以赤芍易白芍，减丹参剂量，加枸杞子、茯苓活血化瘀，兼顾扶正。处方：桃仁10g，牡丹皮10g，柴胡10g，黄芪30g，川芎10g，郁金10g，香附15g，延胡索15g，当归15g，白芍20g，石见穿15g，八月札20g，丹参15g，鳖甲（先煎）30g，党参20g，牡蛎（先煎）20g，白术15g，鸡内金10g，三七粉（冲服）6g，阿胶（烊化）10g，枸杞子15g，茯苓20g，甘草6g。10剂，每日1剂，水煎服。

调治3个月后，患者面、舌色明显好转，肝功能及血小板数值稳定，复查彩超示肝脾大较前缩小，精神恢复正常，颈胸部红缕赤痕亦隐而不见，已能正常工作。继行上法3个月，重用益气健脾以巩固疗效。

按语：中医诊断为癥块，表现于面、舌、唇色黯，实为瘀血郁积之证，治以活血化瘀为主，方选膈下逐瘀汤加减。方中桃仁、红花、牡丹皮、郁金活血攻瘀，行血分之瘀结；丹参、香附、赤芍、川芎活血行气，使气行则血行，可加强止痛效果；延胡索既能活血行气，又有良好止痛之功；鳖甲平咸，色青入肝络而搜邪，味咸软坚而散结；柴胡之苦平，疏肝解郁，且导群药入肝；石见穿、八月札疏肝理气散结，凡郁者可令心宽。其舌黯瘀斑，形瘦腹胀，正虚邪著者明矣，故辅以当归、白芍养血柔肝以补肝体，助肝用；党参、白术扶正实脾，黄芪为补肝气之要药，且有补中健脾利水之力；牡蛎咸寒，软坚以散结块，还可收敛固涩，以防前药化瘀太过，伤及正气；土鳖虫入肝经，化瘀消癥力佳；鸡内金运脾健胃又有化坚之效；三七化瘀力强，又可防内脏出血；阿胶甘平入肝，滋阴养血而止血；枸杞子之甘补肾养肝，母令子实；茯苓健脾利湿，以防土壅；甘草之甘缓中补虚，调和诸药，取其缓而化之之意。诸药合用，既攻且补，柔活兼用，活血而不耗血，祛瘀而能生新血。全方活血化瘀，疏肝实脾，治疗肝脾痞块，面黯舌瘀，疗效满意。

验案3

患者：李某，男，81岁。2011年4月22日初诊。

主诉：胰腺癌术后半年，腹痛、厌食1个月余。

现病史：患者于半年前发现胰腺癌，随后在市级医院行手术治疗，术后病情稳定。1个月前出现腹痛、厌食而住院治疗，入院诊断为"胰腺癌术后并肝转移"。经对症治疗1个月，病情未见好转，反逐渐加重。前医给予平胃散、香砂六君子汤加减仍罔效。刻诊：腹痛隐隐，脘腹胀满，食少纳呆，近1周来几乎未进饮食，恶心欲吐，泛吐浊唾涎沫，眩晕时作，动则尤甚，腹部胀大，鼓之如鼓，口干口渴，不欲饮水，小便短少，大便溏薄。神疲乏力，面色萎黄，形体消瘦，口唇干燥，舌体胖大，有齿痕，舌质淡红，苔白厚而浊，脉弦。

中医诊断：①癥积；②鼓胀；③腹痛。证属脾胃虚弱，水饮内停，兼津液亏虚。

西医诊断：①胰腺癌术后；②肝转移癌。

治法：健脾和胃，利水消胀，佐以养阴增液。

方药：外台茯苓饮化裁。茯苓30g，泽泻30g，人参12g，白术12g，陈皮10g，半夏10g，天门冬15g，麦门冬15g，枳实10g，神曲12g。2剂，水煎服，每日1剂。

二诊：2011年4月24日。服药后精神大振，小便增多，腹满减轻，食欲增加，恶心消失，已不泛吐浊唾涎沫，舌体胖大，有齿痕，舌质淡红，苔白厚略燥，脉弦。宗效不更方之意，继服上方4剂，每日1剂。

三诊：2011年4月28日。服药后病情明显好转，患者已能进食，并能下床行走，口已不渴，二便调，仍腹满，舌淡苔薄白，脉弦。仍宗前法化裁。处方：茯苓30g，泽泻15g，人参12g，白术12g，陈皮10g，半夏10g，麦门冬15g，枳实10g，神曲12g，炒麦芽12g。4剂，水煎服，每日1剂。

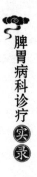

四诊：2011年6月21日。随访至今，病情稳定。

按语：患者久病伤脾，脾失健运，水饮内停，阻碍气机，胃气不和，则腹痛隐隐，脘腹胀满，食少纳呆，恶心欲吐，泛吐浊唾涎沫；脾胃不和，清阳不升，饮邪上犯，则眩晕时作，动则尤甚；癥瘕日久，气机不畅，气、血、水等诸邪停于腹中，则腹部胀大，鼓之如鼓；饮食不化精微而生痰饮，加之利尿等因素致津液匮乏，故口干口渴、口唇干燥、小便短少；水饮内停，故虽渴但不欲饮；久病耗伤正气，则神疲乏力，面色萎黄，形体消瘦。舌质淡红，苔白厚而浊，脉弦为正气不足，水饮内盛之象。总之，患者病机复杂，其证虚实相夹，在虚者为气虚津亏；在实为气、血、水互结；而以气虚水聚为主。此时脾胃已败，其治当以顾护脾胃为先。方中茯苓淡渗利湿、健脾为君；泽泻淡渗助茯苓利水，人参、白术助茯苓益气健脾为臣；佐以半夏、陈皮、枳实调畅气机，天门冬、麦门冬养阴增液，神曲消食和胃。诸药合用，共奏健脾和胃、利水消胀、养阴增液之功。

本案虽未治愈，但通过中医顾护脾胃治疗，确实起到了缓解症状、提高生活质量、延长生命之作用。体现了"固护胃气"在治疗复杂病证的重要性。

四、杂病验案

口疮

验案1

患者：沈某，女，72岁。2010年4月23日初诊。

主诉：舌尖痛半年。

现病史：患者于半年前无明显诱因出现舌尖部右侧红赤疼痛，先医投竹叶石膏汤、清胃散、三黄汤、导赤散等治疗近半年罔效。刻诊：舌尖灼热疼痛，伴有口干口渴，渴欲冷饮，心烦失眠，头晕耳鸣，腰膝酸软，胃纳尚可，大便略干，小便微黄。素有糖尿病病史。察其舌脉：舌尖偏右下见一片状红斑，其色嫩红，边缘尚清，局部有粟粒样隆起，未见溃疡。舌质红苔薄白，脉细。

中医诊断：口疮（阴虚火旺，心肾不交）。

西医诊断：舌尖炎。

治法：滋阴降火，交通心肾。

方药：导赤散化裁。竹叶12g，生地黄20g，木通6g，莲子心10g，肉桂3g，甘草6g。4剂，水煎服，每日1剂。

二诊：2010年4月27日。服药后舌尖灼热疼痛明显减轻，局部红斑减小，颜色变淡，口干口渴亦减，仍心烦失眠，头晕耳鸣，腰膝酸软，舌脉同前。药证相符，仍宗前法。于上方加黄连。处方：竹叶12g，生地黄20g，木通6g，莲子心10g，肉桂3g，黄连3g，甘草6g。4剂，水煎服，每日1剂。

三诊：2010年6月3日。服上方后舌尖灼热疼痛及红斑消失，后因外出而停药，于1周前复发。现症见：舌尖灼热疼痛，口干口渴，渴欲冷饮，心烦失眠，头晕耳鸣，腰膝酸软，胃纳尚可，大便略干，小便微黄。察其舌脉：舌尖偏右下见一片状红斑，其色嫩红，边缘尚清，局部有粟粒样隆起，未见溃疡。舌质红苔少，脉细。其证仍属阴虚火旺，心肾不交。唯阴虚更甚。于上方中加天门冬以加强养阴之功。处方：竹叶12g，生地黄20g，木通6g，莲子心10g，肉桂3g，黄连3g，天门冬12g，甘草10g。7剂，水煎服，每日1剂。

四诊：2010年6月10日。服药后舌尖灼热疼痛，口干口渴消失，仍有失眠多梦，头晕耳鸣，腰膝酸软，舌质红苔少，脉细。虚火得清，阴虚未复，心肾不交。于上方中改生地黄为熟地黄以补肾水，加炒酸枣仁以养心安神。处方：竹叶12g，熟地黄20g，木通6g，莲子心10g，肉桂3g，黄连3g，天门冬12g，炒酸枣仁30g，甘草10g。10剂，水煎服，每日1剂。

五诊：2010年9月1日。患者今日来诊告知服上方后诸症明显好转而

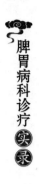

停药。至今未复发。舌淡红，苔薄白，脉和缓。

按语：患者素体阴虚，久而不愈，心肾俱亏，心肾不交。心火亢于上，循经上扰，则见舌尖灼热疼痛；心神被扰，则心烦失眠；肾水亏于下，则见头晕耳鸣，腰膝酸软。口干口渴，渴欲冷饮，便干尿黄，脉细为阴虚火旺之象。而前医多以泻火为治，虽间有用导赤散治之者，也多伍苦寒之品，是故不愈也。其治当以养阴清热，引火归元，交通心肾。是方以黄连、竹叶、木通、莲子心清泻心火；生地黄以滋肾水，且清心火；肉桂引火归元。待虚火得清，再易生地黄为熟地黄以专滋肾水，加天门冬以补水之上源，炒枣仁以安心神，使肾水得补，心火得清，心肾相交，水火相济，阴平阳秘，其病则愈。

验案2

患者：王某，男，60岁。2010年11月19日初诊。

主诉：口腔溃疡反复发作2年，复发3个月。

现病史：患者于2年前无明显原因出现口腔溃疡，经多方治疗病情时轻时重，于3个月前复发。前医以"导赤散、清胃散、知柏地黄汤"等治疗无效。察其脉证：其舌尖、舌底及口腔黏膜见数个大小不等溃疡，局部灼热疼痛，伴有心烦口渴，失眠多梦，时心悸气短，动则加重，易汗出，畏寒肢冷，舌淡红苔少，脉沉细。素有阵发性心房颤动5年。

中医诊断：口疮（心气阴两虚）。

西医诊断：复发性口腔溃疡。

治法：滋阴降火，益气养心。

方药：炙甘草汤化裁。炙甘草12g，党参10g，麦门冬15g，生地黄15g，火麻仁12g，桂枝6g，牡蛎30g，鳖甲15g，竹叶10g，莲子心10g，黄连10g。5剂，水煎服，每日1剂。

二诊：2010年11月24日。服药后舌尖、舌体部溃疡已近愈合，左腮部口腔黏膜溃疡仍较大，约0.3cm×0.3cm，仍心烦失眠多梦，易汗出，畏寒肢冷，舌淡红苔少，脉沉细。病情虽有好转，气阴两虚之证难以速愈。效不更方，继服上方5剂。

三诊：2010年11月29日。现溃疡已愈合，心悸气短未发作，心烦好转，仍失眠，易汗出，畏寒肢冷，舌淡红苔少，脉沉细。属气阴两虚，心神失养。于上方中配以养心安神之品。处方：炙甘草12g，党参10g，麦门冬15g，生地黄15g，火麻仁12g，桂枝6g，牡蛎30g，鳖甲15g，竹叶10g，莲子心10g，黄连10g，炒酸枣仁30g，夜交藤30g。7剂，水煎服，每日1剂。

四诊：2010年12月6日。诸症若失，舌淡红苔薄白，脉仍沉细。阴阳趋于平衡，其病渐向痊愈。为巩固疗效，继服上方10剂。

2010年12月20日告知其病已愈，未再反复。

按语：中医认为口腔溃疡多为火旺，或为实火，或为虚火，在脏腑多与心、胃、脾、肾相关，而兼虚寒者少见。患者久病不愈，耗伤心阴，阴虚火旺，循经上扰，则口舌生疮，灼热疼痛；阴津不足则口渴；热扰心神，则心烦失眠多梦；虚火耗气，气阴俱虚，心失所养，则心悸气短；阴虚火旺，迫津外出，气虚不固，津液外泄，则易汗出；气虚不能温煦，则畏寒肢冷；舌淡红苔少，脉沉细为心之气阴俱虚之证。总之，本案则既有阴虚之证，又有阳（气）虚之象。其病机为心气阴两虚，故方以炙甘草汤以益气养阴，方中少用桂枝以温通心阳，又有引火归元之意，再配以牡蛎、鳖甲、竹叶、莲子心、黄连等滋阴泻火，实为调和阴阳之剂。使阴平阳秘，虚火得降，虚寒得温，其病则愈。

验案3

患者：颜某，男，45岁。2010年4月6日初诊。

主诉：口舌生疮反复发作10余年，复发1周。

现病史：患者于10余年前无明显原因出现口舌生疮，反复发作，先医以清胃泻火、清心解毒、养阴清热等治之可收暂效，但停药即发，1个月内发作数次。1周前因工作繁忙而复发。刻诊：口舌生疮，局部灼热疼痛，伴有心烦失眠，口干口苦，渴欲冷饮，胃纳尚可，小便黄赤，舌左

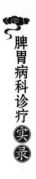

侧见一5mm×10mm溃疡，基底部覆盖白苔，周围充血水肿，舌尖红，苔少，脉细数。

中医诊断：口疮（心肾阴虚，虚火上炎）。

西医诊断：复发性口腔溃疡。

治法：养阴清热，引火归元。

方药：导赤散合交泰丸化裁。竹叶12g，木通10g，生地黄12g，黄连10g，肉桂3g，甘草10g。5剂，水煎服，每日1剂。

二诊：2010年4月11日。服药后诸症明显减轻，溃疡缩小，疼痛消失，睡眠已安。舌尖红，苔少，脉细数。虚火渐清，效不更方。继服上方5剂。

三诊：2010年4月16日。现溃疡已愈合，诸症消失，舌红苔少，脉细。虚火得清，阴虚未复。治以养阴清热，交通心肾。给予天王补心丹1丸，每日2次，空腹服。以图缓功。

四诊：2010年6月12日。今日患者来诊告知，近2个月来坚持服用天王补心丹，原1个月内数发之溃疡至今未再发作。察其舌脉：舌淡红，苔薄白，脉和缓。嘱停药观察。

五诊：2010年7月27日。今日随访，病情稳定，至今未发。

按语：患者乃劳心过度，暗耗心液，久病及肾，心肾阴亏，虚火上炎，则口舌生疮，局部灼热疼痛；阴虚火旺，火不归元，热扰心神，神失所养，则心烦失眠；心火下移小肠，则小便黄赤；口干口苦，渴欲冷饮，舌尖红，苔少，脉细数，为阴虚火旺之证。总之其病位在心，而与肾相关；其病机是心肾阴虚，虚火上炎，心肾不交，水火不济。故其治当养阴清热，引火归元。方中黄连、竹叶、木通以清泻心火；生地黄以滋肾水，且清心火；肉桂引火归元。使肾水得补，心火得清，心肾相交，水火相济，诸症则除。溃疡得愈。后再以同功之天王补心丹治之以收缓功。

验案4

患者：李某，女，39岁。2009年10月10日初诊。

主诉：齿龈、舌根肿痛5天，心悸胸闷2年，加重1个月余。

现病史：患者于5天前因饮食辛辣食物而致齿龈、舌根肿痛，自服三黄片等无效。刻诊：齿龈、舌根肿痛，灼热，伴有口干欲饮口臭，心烦，胃纳欠佳，小便略黄，大便正常。素有心悸胸闷，动则加重，善叹息，伴有畏寒肢冷，喜近衣被，虚烦多梦，气短乏力，头晕健忘，无汗。甲状腺功能减退，长期服用优甲乐1片/日。舌系带右侧可见一0.3 cm×0.3 cm圆形溃疡，周围红润，覆盖白苔，其右齿龈红肿，舌质暗舌尖红，苔黄厚，脉沉。

中医诊断：口疮（胃火亢盛，热盛伤津）。

西医诊断：口腔溃疡。

治法：清泄胃火，养阴生津。

方药：竹叶石膏汤化裁。竹叶10 g，石膏30 g，麦冬12 g，太子参12 g，生地12 g，通草10 g，半夏10 g，甘草6 g，粳米30 g。4剂，水煎服，每日1剂。

二诊：2009年10月14日。服药后诸症消失，溃疡愈合。仍有心悸胸闷，动则加重，善叹息，伴有畏寒肢冷，喜近衣被，虚烦多梦，气短乏力，头晕健忘，无汗等。现"卒病"已除，"痼疾"仍存。证属心阳不振，治以温阳益气，镇心安神。方以桂枝甘草龙骨牡蛎汤化裁。处方：桂枝12 g，甘草6 g，附子12 g，龙骨30 g，牡蛎30 g，人参10 g，五味子10 g，薤白10 g，竹叶10 g。5剂，水煎服，每日1剂。

三诊：2009年10月19日。服药后心悸胸闷，气短乏力减轻，仍有畏寒肢冷，喜近衣被，虚烦多梦，头晕健忘，无汗，胃纳欠佳，小便清长。面色㿠白，舌淡红，苔薄白，脉沉缓。药证相符，病情减轻。病机同前。效不更方，继服上方10剂。

四诊：2009年10月29日。药后心悸胸闷，气短乏力，畏寒肢冷，

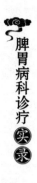

明显减轻，仍夜寐多梦，头晕健忘，舌淡红，苔薄白，脉沉缓。心阳渐复，但心神不安。仍宗上法，佐养心安神。处方：桂枝12g，甘草6g，附子12g，龙骨30g，牡蛎30g，人参10g，五味子10g，炒酸枣仁30g，茯神15g。10剂，水煎服，每日1剂。

五诊：2009年11月10日。现诸症消失。停药观察。

按语：综观本例，新旧相加，虚实夹杂，寒热并见。临证时应详辨何症属卒病，何为痼疾？辨证只有层次分明，治疗才能得心应手。本例乃典型"痼疾加以卒病"病案，宗仲景"当先治其卒病，后乃治其痼疾也"之旨，故先治其卒病——口疮。其"卒病"证属胃火亢盛，热盛伤津。其治当清泄胃火，养阴生津。方以竹叶石膏汤化裁，方证相符，则热盛得清，阴津得复，其"卒病"自愈。然其素体阳虚，不宜寒凉太过，免伤阳气，故中病即止。其痼疾证属心阳不振，心神不敛。治以温通心阳，镇心安神。方以桂枝甘草龙骨牡蛎汤化裁。方中桂枝、甘草辛甘化阳，为温心阳之主方，附子辛热温阳散寒；薤白宣通心阳；龙牡重镇安神；人参、五味子益气敛阴，其后再以炒酸枣仁、茯神养心安神。诸药合用，共奏温通心阳，镇心安神。使阳复神安，其痼疾即愈。

癌症术后

验案

患者：鲍某某，男，55岁。2016年10月8日初诊。

主诉：右肝癌术后16个月，右胁胀痛、纳呆1周。

现病史：患者于2015年6月1日行右肝肿瘤切除术，术后病理示："①（肝右叶）肝细胞癌，粗梁型，Ⅲ级，MVI分级＝M2；②慢性肝炎G3S3。"于2015年7月至2015年9月18日行经皮肝动脉化疗栓塞术（TACE术）。1周前无明显诱因出现右胁胀痛、纳呆，自服消食、行气止痛类药物对症治疗（具体用药用量不详），症状未见明显缓解，遂来我院就诊。刻诊：右胁胀痛，食欲不振，便溏尿黄，夜寐欠安，乏力懒动。舌淡，苔白腻，脉滑细。

体格检查：体温36.8℃，脉搏106次/分，呼吸18次/分，血压114/80 mmHg。浅表淋巴结未扪及肿大。巩膜轻度黄染，胸壁见蜘蛛痣，肝掌征（＋），双肺呼吸音清，双肺啰音未闻及，心律齐，未闻及病理性杂音及心包摩擦音，腹部外形平坦，右上腹部可见一斜行长约20 cm手术瘢痕。腹软，肝脏肋下4 cm可触及，质硬，表面欠光滑，脾脏于左肋下5 cm处可触及，中上腹及右上腹部压痛，肠鸣音4次/分，移动性浊音（－）。双下肢无水肿。

辅助检查：1. 台州市某医院（2015-05-22）：①B超：右肝巨大实质性团块：右肝癌考虑，脾偏大。②CT：肝右叶占位，首先考虑肝癌。2. 病理检查（2015-06-01，上海某专科医院）：①（肝右叶）肝细胞癌，粗梁型，Ⅲ级，MVI分级＝M2；②慢性肝炎G3S3。3. CT（2015-09-02，台州市某医院）：肝脏术后；肝脏多发占位，考虑复发可能。4. DR（2015-09-11，上海某专科医院）：两侧胸腔少量积液；右下盘状肺不张可能。5. B超（2015-09-26，浙江省乐清市某医院）：①肝硬化；②肝内多发实质性占位，考虑癌；③胆囊胆泥淤积；④脾大；腹腔积液；右侧胸腔积液。

中医诊断：①胁痛；②癥积。证属肝郁脾虚，湿瘀互结。

西医诊断：①原发性肝癌术后；TACE术后；②慢性乙型病毒性肝炎；③肝硬化；④腹水；⑤脾大；⑥胆囊胆泥淤积；⑦右侧胸腔积液。

治法：疏肝健脾，祛湿消食，化瘀散结。

方药：逍遥散加减。柴胡10 g，白术15 g，茯苓15 g，枳壳10 g，党参15 g，陈皮6 g，薏苡仁30 g，八月札15 g，半枝莲30 g，平地木30 g，白花蛇舌草30 g，山药15 g，鳖甲30 g，鸡内金10 g，麦芽15 g，谷芽15 g，黄芪30 g。10剂，（开）水煎服，每日1剂，早晚两次分服。

二诊：2016年10月20日。服药后肝区胀痛明显好转，纳食改善，唯昨日起左下腹痛，排尿不畅，既往有前列腺肥大。脉细寸弱，苔薄质嫩。改予以升陷祛瘀汤合用大建中汤以温中补虚、升阳祛瘀通络。处

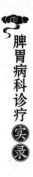

方：生黄芪15g，知母10g，桔梗10g，升麻10g，柴胡10g，莪术12g，三棱12g，山茱萸10g，蒲公英30g，刘寄奴30g，黄柏10g，巴戟天10g，党参10g，川椒10g，干姜10g，小茴香10g。继服10剂，（开）水煎服，每日1剂，早晚两次分服。

三诊：2016年10月30日。服药后患者肝区胀痛不适显著好转，食欲改善，几近平常。予继服上方14剂。

随访半年未出现反复。

按语：本案患者调护失宜，饮食失节，邪毒侵肝，肝失疏泄，气血瘀滞，日久积块内生。肝主疏泄、主情志，肝失疏泄，气机郁滞，两胁隶属肝胆，症见肝区胀痛；肝气郁滞，情志不畅，则夜寐欠安；气郁化火，横逆犯脾胃，脾气虚弱，不能运化水谷，则纳呆；脾主运化、主四肢肌肉，脾虚则运化无力，周身失养，则见乏力；气滞湿阻，则小便不利；舌淡，苔白腻，脉滑细，为肝郁脾虚之候。四诊合参，辨病为胁痛、癥积。证属肝郁脾虚，湿瘀互结。本病病位在肝，病性属虚中夹实。癌毒积聚可影响肝脏疏泄，而正虚是发病基础，因此患者多表现为肝郁脾虚证候。逍遥散是治疗肝郁脾虚的经典方剂，有助于肝脏疏泄功能的恢复，一方肝旺克脾，又可通过健脾以避免肝脏克犯，符合此类患者的治疗需求。

内伤发热

验案

患者：孙某某，女，43岁。2022年3月7日初诊。

主诉：午后发热7年。

现病史：患者于7年前无明显诱因出现午后2～3点钟发热（体温37.2～37.5℃），口干不欲饮，手足心热，心烦，纳可，二便调，眠差，易醒。曾就诊于聊城市某医院，给予抽血检查，血液分析、肝肾功能、风湿四项各项指标均未见异常。上腹部彩超未见异常，给予药物治疗

（具体用药用量不详），效果欠佳，遂来我院就诊。胆囊切除术后3年。月经规律，无痛经史，G1P1L1。舌质红，苔少，脉弦细数。

中医诊断：①内伤发热；②不寐病。证属阴虚发热，心神不宁。

西医诊断：①发热；②失眠。

治法：滋阴清热，养心安神。

方药：百合地黄汤合甘麦大枣汤加减。百合30g，生地10g，知母10g，地骨皮10g，桂枝10g，白芍10g，甘草3g，煅龙骨30g，煅牡蛎30g，大枣10g，浮小麦30g，陈皮10g。7剂，水煎服，每日1剂。

二诊：2022年3月14日。服药后午后发热症状未明显改善，纳差、睡眠较前好转。舌质红，苔薄白，脉弦细数。更改上方，给予青蒿鳖甲汤加减。处方：青蒿30g，鳖甲30g，地骨皮12g，知母10g，神曲12g，麦芽12g，甘草3g。7剂，水煎服，每日1剂。

三诊：2022年3月21日。服药后午后发热消失，现感全身疼痛，偏头痛。纳可，二便调，寐可。舌质红，苔薄白，脉弦细。上方加羌活、独活、白芷。处方：青蒿30g，鳖甲30g，地骨皮12g，知母10g，神曲12g，麦芽12g，羌活20g，独活10g，白芷10g，甘草3g。7剂，水煎服，每日1剂。

四诊：2022年4月20日。电话随访，服药后上述诸症痊愈未再就诊。

按语：患者体型偏瘦，瘦人多阴虚火旺。阴虚则阳胜，水不制火，虚火内积故见午后发热，手足心热；虚火上炎，扰乱心神则致心烦、少寐。阴虚火旺，津亏失润，故口干咽燥，舌红少苔，脉弦细数。方中地骨皮、青蒿、知母等清退虚热；鳖甲滋阴潜阳；百合、大枣、浮小麦等养阴清心安神。

血痹

验案1

患者：杜某，女，31岁。2009年5月21日初诊。

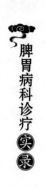

主诉：四肢冷凉4年，加重半年。

现病史：患者现四肢厥冷，双足麻木，心烦急躁，心悸失眠，多梦易惊，视物不清，纳食可，二便调。面色少华，舌质淡苔薄白，脉沉弦。

中医诊断：①血痹；②不寐。证属肝血不足，寒凝经脉，阳气内郁。

西医诊断：神经官能症。

治法：养血通脉，温经散寒。

方药：当归四逆散化裁。当归15g，白芍12g，桂枝10g，细辛3g，通草6g，黄芪15g，赤芍12g，柴胡10g，炒酸枣仁15g，薏苡仁24g。4剂，水煎服，每日1剂。

二诊：2009年5月25日。服药后病情无明显变化，心悸失眠略有好转，舌脉同前。细观上方散寒活血之力略显不足，今于上方中去柴胡、薏苡仁，加吴茱萸、丹参、麻黄。处方：当归15g，白芍12g，桂枝10g，细辛3g，通草6g，黄芪15g，赤芍12g，炒酸枣仁15g，吴茱萸6g，丹参20g，麻黄3g。7剂，水煎服，每日1剂。

三诊：2009年6月1日。服药后四肢冷凉感减轻，仍双足麻木，心悸失眠，头昏眼花，舌淡脉细。乃阳气渐舒，阴血未复之象。宗"阴中求阳"之旨，再以上方化裁。处方：当归15g，白芍12g，桂枝10g，细辛3g，通草6g，黄芪15g，赤芍12g，炒酸枣仁15g，吴茱萸6g，丹参20g，首乌12g，熟地黄12g。7剂，水煎服，每日1剂。

四诊：2009年6月8日。现唯仍有心悸失眠，多梦易惊外，余症皆除。舌淡红苔薄白，脉和缓。证属心阳不振，神无所附，治以温通心阳，镇心养神，以桂枝甘草龙骨牡蛎汤加味。处方：桂枝10g，甘草10g，龙齿30g，牡蛎30g，当归12g，白芍15g，炒酸枣仁30g。7剂，水煎服，每日1剂。

五诊：2009年6月15日。服药后心悸消失，睡眠明显好转，舌淡红苔薄白，脉和缓。嘱服人参归脾丸调理。

按语：本例属中医"血痹"之病，病机是肝血不足，寒凝经脉，气血运行不畅。首诊以养血通脉、温经散寒为治无效；再诊加用吴茱萸以散寒、麻黄以发越阳气、丹参活血通脉，使寒散脉通，阳气通达四肢，其病则减；三诊再加阴柔补血之品，意寓阴中求阳，使寒散脉通，则血痹得除；其后再以温心阳，镇心神，使虚阳入阴，则失眠痊愈。

验案2

患者：聂某某，女，66岁。2022年5月2日初诊。

主诉：反复午后发热伴全身窜痛2个月余。

现病史：患者于2个月前出现反复午后发热（体温37.4℃左右）伴全身窜痛，发热前感觉乏力、嗜睡，夜间平卧咳嗽，咳痰，半卧位减轻，食欲不振，食后恶心欲吐，大便7~8日1次，质干呈球状，寐差。在家自行口服布洛芬、麻仁丸，服药后汗出热退，4小时后又发热。舌质红，苔黄厚，脉滑数。

既往史：既往类风湿关节炎、贫血病史，手指关节变形，腕关节肿胀，膝关节屈伸不利；贫血貌。长期口服双氯芬酸钠缓释片、通痹胶囊。

实验室检查：血红蛋白83g/L，超敏C反应蛋白126.45mg/L，抗链球菌血素O 800U/L，类风湿因子139.37U/ml，抗坏瓜氨酸肽抗体68.45U/L。

中医诊断：风湿热痹（邪热壅痹）。

西医诊断：①发热原因待查；②类风湿性关节炎；③贫血。

治法：清热通络，祛风止痛之功。

方药：白虎汤合桂枝汤加减。桂枝10g，石膏30g，知母10g，白芍15g，甘草6g，麻黄6g，白术10g。3剂，水煎服，每日1剂。

二诊：2022年5月5日。服药后汗出热退，乏力减轻，仍有全身窜痛，寐可，大便每日1次。舌质红，苔薄黄，脉滑数。上方去麻黄，加忍冬藤、桑枝、威灵仙、秦艽、土鳖虫、蚕沙、乌梢蛇。处方：桂枝10g，石膏30g，知母10g，白芍15g，甘草6g，白术10g，忍冬藤30g，桑枝

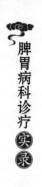

15g，威灵仙15g，秦艽12g，土鳖虫10g，蚕沙15g，乌梢蛇12g。7剂，水煎服，每日1剂。

三诊：2022年5月12日。服药后午后未再发热，全身窜痛减轻，饮食可，大便每日1次，寐可。上方去白术，加细辛、麻黄、杏仁、薏苡仁。处方：桂枝10g，石膏30g，知母10g，白芍15g，甘草6g，忍冬藤30g，桑枝15g，威灵仙15g，秦艽12g，土鳖虫10g，蚕沙15g，乌梢蛇12g，细辛6g，麻黄6g，杏仁10g，薏苡仁30g。7剂，水煎服，每日1剂。

四诊：2022年5月19日。自述服药后未再发热，全身窜痛基本消失，乏力消失，饮食可，大便日1次。上方细辛改为3g，加防己10g继续服药巩固。处方：桂枝10g，石膏30g，知母10g，白芍15g，甘草6g，忍冬藤30g，桑枝15g，威灵仙15g，秦艽12g，土鳖虫10g，蚕沙15g，乌梢蛇12g，细辛3g，麻黄6g，杏仁10g，薏苡仁30g，防己10g。7剂，水煎服，每日1剂。

按语：邪热壅于经络、关节，气血瘀滞不通，以致关节疼痛不能屈伸。热盛津伤，故致发热、口渴、烦闷不安，苔黄，脉滑数。方用白虎加桂枝汤加减，方中白虎汤清热除烦、养胃生津，桂枝疏风通络。二、三、四诊加威灵仙、桑枝、秦艽、防己活血通络，祛风除湿。土鳖虫、乌梢蛇养血活血，化瘀通络。

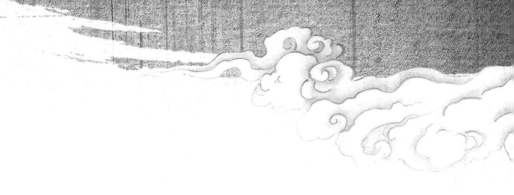

附录

附录 1　胃疡（消化性溃疡）中医诊疗方案（2020 年版）

中医病名：第一诊断为胃疡（BNP010）。

西医病名：第一诊断为消化性溃疡（胃、十二指肠溃疡）（ICD-10 编码为：K25.901、K26.901、K27.901）。

一、诊断

（一）疾病诊断

1. 中医诊断标准

参考中华中医药学会脾胃病分会《消化性溃疡中医诊疗共识意见》（2016年）。

主要症状：胃脘痛（胀痛、刺痛、隐痛、剧痛及喜按、拒按）、脘腹胀满、嘈杂泛酸、善叹息、嗳气频繁、纳呆食少、口干口苦、大便干燥。

次要症状：性急易怒、畏寒肢冷、头晕或肢倦、泛吐清水、便溏腹

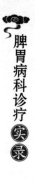

泻、烦躁易怒、便秘、喜冷饮、失眠多梦、手足心热、小便淡黄。

具备主证2项加次证1项，或主证1项加次证2项即可诊断。

2. 西医诊断标准

参考中华消化杂志编委会《消化性溃疡病诊断与治疗规范建议》（2010年）。

（1）慢性病程、周期性发作、节律性中上腹痛伴反酸者。

（2）伴有上消化道出血、穿孔史或现症者。

（3）胃镜证明消化性溃疡。

（4）X线钡餐检查证明是消化性溃疡。

（二）疾病分期

参考《内科学》（葛均波、徐永健主编，人民卫生出版社，2013年版）。

A1期：溃疡呈圆形或椭圆形，中心覆盖厚白苔，可伴有渗出或血痂，周围潮红，充血水肿明显。

A2期：溃疡覆盖黄色或白色苔，无出血，周围充血水肿减轻。

H1期：溃疡处于愈合中期，周围充血、水肿消失，溃疡苔变薄、消退，伴有新生毛细血管。

H2期：溃疡继续变浅、变小，周围黏膜皱襞向溃疡集中。

S1期：溃疡白苔消失，呈现红色新生黏膜，陈红色瘢痕期。

S2期：溃疡的新生黏膜由红色转为白色，有时不易与周围黏膜区别，称白色瘢痕期。

（三）证候诊断

1. 肝胃不和证

胃脘胀痛，窜及两胁；善叹息，遇情志不遂胃痛加重；嗳气频繁；口苦；性急易怒；嘈杂泛酸；舌质淡红，苔薄白或薄黄，脉弦。

2. 脾胃气虚证

胃脘隐痛；腹胀纳少，食后尤甚；大便溏薄；肢体倦怠；少气懒言；面色萎黄；消瘦；舌淡苔白，脉缓弱。

3. 脾胃虚寒证

胃脘隐痛，喜暖喜按；空腹痛重，得食痛减；纳呆食少；畏寒肢冷；头晕或肢倦；泛吐清水；便溏腹泻；舌质胖，边有齿痕，苔薄白，脉沉细或迟。

4. 脾胃湿热证

胃脘疼痛，痛势急迫，有灼热感；口干口苦；恶心不适；泛酸；小便色黄短赤，大便黏腻不爽；舌质红，苔黄白厚腻，脉弦滑有力。

5. 肝胃郁热证

胃脘痛势急迫，有灼热感；口干口苦；吞酸嘈杂；烦躁易怒；便秘；喜冷饮；舌质红，苔黄或苔腐或苔腻，脉弦数或脉弦。

6. 胃阴不足证

胃脘隐痛或灼痛；似饥而不欲食，口干不欲饮；口干舌燥；纳呆干呕；失眠多梦；手足心热；大便干燥。脉细数；舌红少津裂纹、少苔、无苔或剥苔。

二、治疗方法

（一）辨证论治

1. 肝胃不和证

治法：疏肝理气。

（1）推荐方药：柴胡疏肝散加减。柴胡、陈皮、白芍、枳壳、海螵蛸、麦芽、三七粉（冲服）、香附、佛手、延胡索、甘草等。或具有同类功效的中成药（包括中药注射剂），如我院自制制剂柴胡疏肝合剂。

（2）针灸治疗：选穴：中脘、内关、足三里、阳陵泉、合谷、太冲

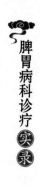

等。针刺手法以泄法为主，重在泄肝气以和胃气。对于足三里选为佐助之穴，采用补脾以扶助胃气。以上腧穴可以交替针刺。

（3）中药穴位贴敷：取中脘、神阙、胃俞、脾俞、天枢五穴进行中药穴位贴敷。吴茱萸、小茴香、细辛、冰片加适量姜汁调成糊状，置于无菌纺纱中，贴敷于穴位，胶布固定。

2. 脾胃气虚证

治法：健脾益气。

（1）推荐方药：四君子汤加减。党参、白术、茯苓、厚朴、木香、砂仁、三七粉（冲服）、海螵蛸、炙甘草等。或具有同类功效的中成药（包括中药注射剂），如院内自制制剂胃炎保康丸。

（2）针灸治疗：选穴：中脘、内关、足三里、脾俞、胃俞等。针刺手法以补益为主。以上腧穴可以交替针刺。

（3）中药穴位贴敷：取中脘、神阙、胃俞、脾俞、天枢五穴进行中药穴位贴敷。吴茱萸、小茴香、细辛、冰片加适量姜汁调成糊状，置于无菌纺纱中，贴敷于穴位，胶布固定。

3. 脾胃虚寒证

治法：温中健脾。

（1）推荐方药：黄芪建中汤加减。黄芪、党参、白芍、白术、陈皮、干姜、白及、三七粉（冲服）、茯苓、大枣、饴糖、甘草等。或具有同类功效的中成药（包括中药注射剂），可联合口服黄芪生脉饮及补中益气丸。

（2）针灸治疗：选穴：足三里、血海、关元、天枢、里内庭、脾俞、章门等。针刺手法以补益为主。以上腧穴可以交替针刺。

（3）中药穴位贴敷：取中脘、上脘、胃俞、脾俞、足三里五穴进行中药穴位贴敷。吴茱萸、小茴香、细辛、冰片加适量姜汁调成糊状，置于无菌纺纱中，贴敷于穴位，胶布固定。

4. 脾胃湿热证

治法：清中化湿。

（1）推荐方药：清中化湿汤加减。苍术、厚朴、半夏、陈皮、黄连、竹茹、薏苡仁、茯苓、枳壳、栀子、黄芩、莱菔子、鸡内金等。或具有同类功效的中成药（包括中药注射剂），如我院自制制剂清中化湿丸。

（2）针灸治疗：选穴：选内关、中脘、阴陵泉、太冲、内庭等穴，针刺用泻法。以上腧穴可以交替针刺。

（3）中药穴位贴敷：取中脘、神阙、天枢、胃俞、脾俞五穴进行中药穴位贴敷。黄连、黄芩、乳香、没药、冰片加适量姜汁调成糊状，置于无菌纺纱中，贴敷于穴位，胶布固定。

5. 肝胃郁热证

治法：疏肝泄热。

（1）推荐方药：化肝煎加减。栀子、牡丹皮、青皮、陈皮、浙贝母、黄连、海螵蛸、白及、三七粉、茯苓、甘草等。或具有同类功效的中成药（包括中药注射剂），如丹栀逍遥丸、利胆和胃丸（本院自制制剂）。

（2）针灸治疗：选穴：选内关、中脘、足三里、阴陵泉、上巨虚、太冲、内庭等穴，针刺用泻法。以上腧穴可以交替针刺。

（3）中药穴位贴敷：取中脘、神阙、天枢、胃俞、脾俞五穴进行中药穴位贴敷。黄连、黄芩、乳香、没药、冰片加适量姜汁调成糊状，置于无菌纺纱中，贴敷于穴位，胶布固定。

6. 胃阴不足证

治法：养阴益胃。

（1）推荐方药：益胃汤加减。沙参、麦冬、白及、三七粉、生地、佛手、玉竹、白芍、百合、甘草等。或具有同类功效的中成药（包括中药注射剂），可联合口服生脉饮及逍遥丸。

（2）针灸治疗：选穴：选脾、胃、中脘、内关、足三里、三阴交、太溪等穴，针刺用补法。以上腧穴可以交替针刺。

（3）中药穴位贴敷：取中脘、上脘、胃俞、脾俞、足三里五穴进行

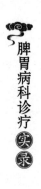

中药穴位贴敷。黄连、黄芩、乳香、没药、冰片加适量姜汁调成糊状，置于无菌纺纱中，贴敷于穴位，胶布固定。

（二）其他中医特色疗法

以下中医医疗技术适用于所有证型。

中医定向透药疗法：选取热敏穴位为定向透药点，热敏穴位以腹部、背部及小腿外侧为热敏穴位高发区，多出现在中脘、肝俞、脾俞、阳陵泉、足三里等区域。每次选取上述2个穴位，每天1次，10次为1个疗程，每次治疗以中等频率脉冲刺激为度，疗程间休息2～5天，共2～3个疗程。临床可根据具体情况，选用TDP神灯联合中药热罨包治疗等治疗。

（三）西药治疗

详细采集病史，进行临床查体，胃镜，评估病情严重程度，如患者病情较重，可参照中华消化杂志编委会《消化性溃疡病诊断与治疗规范建议（2010年）》合并应用药物，提高溃疡愈合质量。

1. 采用标准剂量的质子泵抑制剂每日一次，早餐前半小时服药。胃溃疡需同时应用胃黏膜保护剂。如病情需要，可在标准疗程（十二指肠溃疡4周，胃溃疡6～8周）基础上适当延长疗程时间，或静脉应用质子泵抑制剂。

2. 对于幽门螺杆菌阳性的消化性溃疡患者，参照相关幽门螺杆菌共识意见，进行幽门螺杆菌根除治疗。

（四）护理调摄要点

1. 饮食调护

（1）少量多餐定时定量。

（2）避免辛辣刺激性饮食：禁忌肥甘厚味；禁忌过食辛、酸及易产酸食物；禁忌易阻气机食物等；禁忌寒凉生冷食物等；禁忌坚硬的食物。

（3）选择细软易消化食物。

2. 心理调护

针对溃疡患者采取有针对性的心理、社会文化的护理。通过下棋、看报、听音乐等消除紧张感，还可配合性格训练，如精神放松法、呼吸控制训练法、气功松弛法等，减少或防止溃疡的发生。告知患者情绪反应与溃疡的发展及转归密切相关，提高患者情绪的自我调控能力及心理应急能力；全面客观地认识溃疡病；告诫患者重视不良行为的纠正。

3. 健康教育

（1）去除诱因：去除溃疡病发生的诱因，如饥饱不调、烟酒及辛辣饮食刺激、过度劳累及精神抑郁、焦虑，滥用药物等。嘱溃疡病患者生活、饮食要有规律，劳逸要结合得当，保证睡眠充足。

（2）出院指导：出院时，嘱患者停药后1个月务必回院复查。避免使用致溃疡病药物，如皮质类固醇激素、非甾体类药物；出院后仍要注意休息，做到起居有常，劳逸结合，避免寒冷和情志刺激，谨遵饮食宜忌。

三、疗效评价

参照中华中医药学会脾胃病分会《消化性溃疡中医诊疗共识意见（2016年）》和中药新药临床研究指导原则。

（一）评价标准

1. 症状疗效评价标准

按症状轻重分为4级（0、Ⅰ、Ⅱ、Ⅲ），积分分别为0分、1分、2分、3分。

评定标准：①临床痊愈：原有症状消失；②显效：原有症状改善2级者；③有效：原有症状改善1级者；④无效：原有症状无改善或原症状加重。

附录
◇
◇
◇
◇
◇

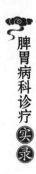

2. 证候疗效评定标准

临床痊愈：主要症状、体征消失或基本消失，疗效指数≥95%；

显效：主要症状、体征明显改善，70%≤疗效指数<95%；

有效：主要症状、体征明显好转，30%≤疗效指数<70%；

无效：主要症状，体征无明显改善，甚或加重，疗效指数<30%。

3. 胃镜下疗效评定标准

临床治愈：溃疡疤痕愈合或无痕迹愈合；

显效：溃疡达愈合期（H2期），或减轻2个级别；

有效：溃疡达愈合期（H1期），或减轻1个级别；

无效：内镜无好转者或溃疡面积缩小小于50%。

4. 生存质量评价标准

中医药治疗消化性溃疡可以改善患者的生存质量。主观评价指标中，健康相关生存质量最受关注，患者报告结局指标（patient reported outcomes，PRO）量表的研制已引起普遍关注。患者报告结局指标是近些年来国外在健康相关的生存质量之上发展起来的评价指标。PRO量表，即患者报告结局指标的测评量表，包括所有直接来自患者或家属的关于其生活、健康状况和治疗的报告内容。在慢性病领域，从患者报告结局指标的角度入手，以量表作为工具来评价中医临床疗效，已经逐渐被认可。消化性溃疡生存质量采用中医脾胃系疾病PRO量表进行评价。借鉴量表的制作原则和方法，研制具有中医特色的消化性溃疡PRO量表，从而替代普适性量表也是今后消化性溃疡疗效评价工作的重点。

5. 其他评价标准

精神因素在消化性溃疡的发病中占有重要地位，用Hamilton焦虑他评量表（HAMA）及Hamilton抑郁他评量表（HAMD）对消化性溃疡患者的精神心理状态进行评定可以运用到消化性溃疡疗效评价中。

（二）评价方法

治疗前后，对症状积分、胃镜下疗效分别进行记录，判定疗效。

证候疗效评价方法，采用尼莫地平法计算。疗效指数＝（治疗前积分－治疗后积分）/治疗前积分×100%。

四、中医治疗难点分析

多项研究结果表明，中医在治疗消化性溃疡上具有一定的优势，主要体现在改善患者症状、提高溃疡愈合率，降低溃疡复发率等方面。但临床使用中医药的治疗仍存在一定的困难，主要问题有：现代医学对本病的治疗主要采用制酸药、抗胆碱能药、组胺H受体阻断药、胃黏膜保护药等，目的在于减轻或消除症状，促进溃疡愈合，减少并发症。但至目前为止，现有的各种疗法尚不能改变消化性溃疡的自然病程和完全预防溃疡的复发。对于急性溃疡穿孔、大量出血、器质性幽门狭窄及胃溃疡疑有癌变的病例，可考虑手术治疗。治疗消化性溃疡，中西医不能达到理想的结合或协同用药，部分患者对中医中药依从性差，不重视个人体质的调整。

五、优化策略与思路

消化性溃疡复发率呈逐年上升趋势，目前采用单一的中药治疗难以达到理想效果，而中医辨证论治内服药物结合中医外治法，或结合苗医药、壮医药治疗方法的运用，以期提高疗效，降低复发率。

中医本身对于溃疡有一套行之有效的辨证方法，例如阳证溃疡，色泽红活鲜润，疮面脓液稠厚黄白，腐肉易脱，新肉易生，疮口易收，知觉正常；阴证溃疡，疮面色泽灰暗，脓液清稀，或时流血水，腐肉不脱，或新肉不生，疮口经久难敛，疮面不知痛痒。寒者热之，热者寒之，实者虚之，虚者实之，胃镜下的真实影像对于我们具体辨证是非常有益的。我们通过深入学习、研究刘红书主任治疗消化性溃疡的临床经验，并结合聊城当地的气候特点和居民饮食习惯，总结当地名中医的用

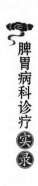

药特点，整理出本科室的协定主方——愈疡饮，现该协定方处于临床观察阶段，争取在中医药降低消化性溃疡的复发率方面，做出具有本专科特色工作。同时积极开展本病的中医外治疗法临床研究，探讨穴位埋线、隔物灸、中频脉冲治疗等外治方法对本病的疗效。通过这些工作，最终对本诊疗方案进行充实、优化。

附录2　胁痛（胆囊结石伴慢性胆囊炎）中医诊疗方案（2020年版）

中医病名：第一诊断为胁痛（TCD编码：BNG010）

西医病名：第一诊断为胆囊结石伴慢性胆囊炎（ICD-10：K80.101）

一、诊断

（一）疾病诊断

1. 中医诊断（周仲瑛等编《中医内科学》中国中医药出版社2007年2月第2版）

（1）以右侧胁肋疼痛为主要表现。

（2）部分患者可伴见胸闷、腹胀、嗳气呃逆、急躁易怒，口苦纳呆、厌食恶心等症。

（3）常有饮食不节、情志内伤、感受外湿或劳欲久病等病史。

2. 西医诊断（吴在德等编《外科学》人民卫生出版社，2010年3月第7版）

（1）症状：发作性上腹部不适，逐渐发展至呈阵发性绞痛；夜间发作常见，饱餐、进食肥腻食物常诱发发作。疼痛放射到右肩、肩胛和背部。伴恶心、呕吐、厌食、便秘等消化道症状。

（2）体征：右上腹胆囊区域可有压痛，炎症波及浆膜时可有腹肌紧张及反跳痛，墨菲（Murphy）征阳性，有些患者可触及肿大胆囊并有触痛。如胆囊被大网膜包裹，则形成边界不清、固定压痛的肿块；如发生坏疽、穿孔则出现弥漫性腹膜炎表现。

（3）实验室检查：85%的患者白细胞增高，抗感染治疗后或老年人可不升高。血清丙氨酸转移酶、碱性磷酸酶常升高，约有1/2的患者血清胆红素升高，1/3的患者血清淀粉酶升高。

（4）B超检查可见胆囊增大，囊壁增厚（>4 mm），明显水肿时见"双边征"，囊内结石显示强回声，其后有声影。CT、MRCP均能协助诊断。

（二）证候诊断

1. 肝郁气滞证

症候：胁肋胀痛、走窜不定、甚则引及胸背，疼痛每因情志变化而增减，胸闷腹胀，嗳气频作，得嗳气而胀痛稍舒，纳少口苦，舌苔薄白，脉弦。

2. 肝胆湿热证

症候：胁肋胀痛或灼热疼痛，口苦口黏，胸闷纳呆，恶心呕吐，小便黄赤，大便不爽，或兼有身热恶寒，身目发黄，舌红苔黄腻，脉弦滑数。

3. 肝络失养证

症候：胁肋部隐痛，喜按，口略苦，恶心纳呆，眼目干涩，腰膝酸痛不适，舌质淡红，苔白而干，脉弦细数。

二、治疗方案

（一）治疗原则

以内科保守治疗为主，予疏肝利胆、通络排石类中药结合抗炎、解痉止痛类西药以增强体质，减轻症状，控制炎症发展。

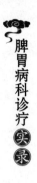

（二）一般措施

1. 给予内科二级护理，清淡饮食。

2. 严密观察生命体征，神色、舌脉，以及腹部疼痛，发热等情况。

（三）辨证选择口服药中药汤剂或中成药

1. 肝郁气滞证

治法：疏肝利胆，化瘀排石。

方名：柴胡疏肝散加减。

药物：柴胡10g，茵陈10g，枳实10g，木香10g，延胡索10g，白芍15g，厚朴10g，大黄6g，乌药10g，川楝子9g，川芎10g，金钱草10g，炙甘草10g等。

用法用量：康仁堂颗粒剂，水冲服，每日1剂，早晚饭后冲服，或口服我院自制剂柴胡疏肝合剂。

2. 肝胆湿热证

治疗：清热利湿，利胆排石。

方名：大柴胡汤合龙胆泻肝汤加减。

药物：柴胡10g，茵陈10g，枳实10g，木香10g，金钱草10g，白芍15g，炙甘草10g，厚朴10g，大黄6g，乌药10g，川芎10g，荜拨10g，金银花15g，连翘15g。

用法用量：康仁堂颗粒剂，水冲服，每日1剂，早晚饭后冲服。

3. 肝络失养证

治疗：滋补肝肾，扶正排石。

方名：一贯煎合六味地黄汤加减。

药物：柴胡15g，生地黄12g，当归10g，川芎10g，丹参10g，郁金10g，枸杞子10g，北沙参9g，麦冬9g，川楝子8g，山药20g，山茱萸15g，泽泻9g，牡丹皮8g。

用法用量：康仁堂颗粒剂，水冲服，每日1剂，早晚饭后冲服。

（四）针灸治疗

1. 普通针刺

（1）主穴：足三里、日月、梁门、太冲，肝郁气滞证加期门、支沟；肝胆湿热证加阳陵泉、中脘。

（2）操作方法：患者取仰卧位，肢体垂直进针1.5寸，腹部穴位与腹平面成45°斜向下进针1.5～2寸，每隔5～10分钟重复手法一次，留针30分钟，诸穴均施捻转提插，酌情采用泻法或补法。

2. TDP神灯结合中药热罨包治疗

选取患者右上腹部（胆区位置）为治疗操作区，辨证给予热罨包1号方或2号方放置于上述操作区（1号方侧重于清利，2号方侧重于补益），TDP神灯照射部位与热罨包放置部位重合，两者同时进行以疏肝利胆、通络止痛，进而促进胆系炎症吸收、缓解症状。

3. 中医定向透药疗法

中医定向透药疗法是把中医药学与现代医用物理学巧妙的融合，是将中药通过中医定向透药疗法，将药物达到病灶部位，起到治疗作用。中医定向透药疗法避免了口服药物的胃肠道和肝肾的刺激，相比其他传统治疗方法的优势在于疗效稳定持久、费用合理、不良反应低，可以根据自己的需要选择合适的治疗方法。

（五）必要时行胆囊切除术，若病情危急行胆囊造瘘术。

（六）护理

1. 评估

（1）腹痛程度、部位、诱因、性质、持续时间、腹部体征及消化道症状。

（2）既往史。

（3）监测神志、面色、生命体征、皮肤黏膜有无黄染。出入量、电解质及各项实验室检查结果。

2. 饮食调护

（1）选用低脂肪、高蛋白、高糖饮食。

（2）遵医嘱使用镇痛剂。

（3）胆石症急性发作应监测生命体征、尿量及腹痛情况。注意皮肤有无黄染、粪便颜色变化，以确定有无胆道梗阻。

3. 辨证施护

（1）肝郁气滞证

①卧床休息，保暖，防止受凉。

②高热、无汗用50%酒精擦浴。

③鼓励患者多饮水，利于黄疸的消退。

④重症禁食，遵医嘱静脉输液，应用抗菌素。

⑤口服中药汤剂100ml，每日2次，观察服中药后疗效。

⑥大便干燥者给予导泻剂。

（2）肝胆湿热证

①调节情志，使患者心情舒畅。

②饮食清淡，易消化，忌油腻食品。

③恶心、呕吐给予止吐药。

④观察服中药后疗效。

⑤针刺足三里、梁门、日月或太冲。

（3）肝络失养证

①调节情志，使患者心情舒畅。

②饮食清淡，易消化，忌油腻食品。

③观察服中药后疗效。

4. 健康指导

（1）饮食要少油腻，宜高维生素，低脂饮食。烹调方式以蒸煮为宜，少吃油炸类的食物。

（2）适当体育锻炼，提高机体抵抗力。

（3）指导患者对异常现象的观察，若持续存在或有腹胀、恶心、呕吐、黄疸、白陶土大便、茶色尿液等不适或伤口红肿热痛等应及时就诊。

三、难点分析及解决举措

1. 难点分析

用针刺穴位，调节人体功能，从而达到排石目的是我国中医治疗胆石症的特有方法。针刺穴位有阳陵泉、中脘、丘墟、太冲、胆俞等，配合服用中药及抗生素形成中西医结合疗法。有资料报道用药物贴耳穴，有效率达83.5%。胆石症非手术治疗由于其无创或微创一直受到胆道外科医生的重视，过去几十年来取得了很多进展，尤其是经内镜的治疗取得了长足的进步和很大的成就。但溶石治疗效果仍不能令人满意，主要问题是溶石率、结石复发及其安全性等，研制更为理想的溶石剂是解决问题的关键。

2. 解决思路和措施

中西医结合治疗：静止期一般以中医疏肝健脾、利胆排石为主；当急性发作或并发感染时，则应积极抗感染、对症治疗，配合中药清利肝胆湿热、排石退黄等治疗。若发生中毒性休克或严重并发症时，就要以西医治疗为主，抗感染、抗休克及手术治疗。

附录3　泄泻病（腹泻型肠易激综合征）中医诊疗方案（2020年版）

中医诊断：第一诊断为泄泻病（TCD：BNP110）。

西医诊断：第一诊断为腹泻型肠易激综合征（ICD-10：K58.100）。

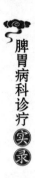

一、诊断

（一）疾病诊断

1. 中医诊断标准

参考中华中医药学会脾胃病分会2016年发布的《肠易激综合征中医诊疗共识意见》及《中医内科学》（张伯礼主编，人民卫生出版社2012年出版）。

诊断要点：泄泻：以腹痛、大便粪质清稀为主要依据。或大便次数增多，粪质清稀，甚则如水样；或泻下完谷不化。常先有腹胀腹痛，旋即泄泻。暴泻起病急，泻下急迫而量多，多由外感寒热、暑湿或饮食不当所致；久泻起病缓，泻下势缓而量少，有反复发作史，多由外邪、饮食、情志、劳倦等因素诱发或加重。

2. 西医诊断标准

参考罗马Ⅳ诊断标准《Bowel Disodrers》（BrianE.Lacy A，FerminMearin，Lin Chang，et al. Bowel Disorders[J].Gastroenterology，2016，150（5）：1393–1407）及Mutli–Dimensional Clinical Profile （MDCP）for Functional Gastrointestinal Disorders（North Carolina：the Rome Foundation，2015）。

根据罗马Ⅳ标准，肠易激综合征典型的临床表现为反复发作的腹痛，最近3个月内每周至少发作1天，伴有以下2项或2项以上：①与排便有关；②发作时伴有排便频率改变；③发作时伴有粪便性状（外观）改变。诊断前症状出现至少6个月，近3个月持续存在。腹泻型肠易激综合征（Diarrhea type irritable bowel syndrome，IBS–D）：至少25%的排便为Bristol 6～7型，且Bristol 1～2型的排便小于25%。

（二）证候诊断

1. 肝郁脾虚证

腹痛即泻，泻后痛减；急躁易怒，发作常和情绪有关；身倦乏力；

两胁胀满；纳呆泛恶；舌淡胖，也可有齿痕，苔薄白；脉弦细。

2. 脾虚湿盛证

大便溏泻，腹痛隐隐，劳累或受凉后发作或加重；神疲纳呆，四肢倦怠；舌淡，边可有齿痕，苔白腻；脉虚弱。

3. 脾肾阳虚证

腹痛即泻，甚如清水状，可在晨起时发作；腹部冷痛，得温痛减；形寒肢冷，腰膝酸软；不思饮食；舌淡胖，苔白滑；脉沉细。

4. 脾胃湿热证

腹痛泄泻，泻下急迫或不爽，大便臭秽；胸闷不舒，渴不欲饮；口干口苦，甚或口臭；舌红，苔黄腻；脉滑。

5. 寒热错杂证

大便溏泻不定；腹胀肠鸣；口苦口臭；畏寒，受凉则发；舌质淡，苔薄黄；脉弦细或弦滑。

二、治疗方法

（一）辨证论治

1. 肝郁脾虚证

治法：抑肝扶脾。

（1）推荐方药：痛泻要方加减。白术（炒）、白芍（炒）、防风、陈皮（炒）、郁金、佛手、茯苓、太子参等。或具有同类功效的中成药。

加减：腹痛甚者加醋延胡索、川楝子；嗳气频繁者加沉香、白蔻仁；泄泻甚者加党参、乌梅、木瓜；腹胀明显者加槟榔片、枳实、大腹皮；烦躁易怒者加牡丹皮、栀子；夜寐差者加炒酸枣仁（捣）、夜交藤。

（2）针灸治疗：基本穴位可选取足三里、天枢、三阴交，以补为主。肝郁加肝俞、行间。脘痞加公孙。脾胃虚弱加脾俞、章门。

2. 脾虚湿盛证

治法：健脾益气，化湿止泻。

（1）推荐方药：参苓白术散加减。党参、白术、茯苓、桔梗、山药、砂仁（后下）、薏苡仁、莲肉等。或具有同类功效的中成药。

加减：腹中冷痛，手足不温，加炮附子、吴茱萸、肉桂；久泻不止，中气下陷，滑脱不禁加升麻、柴胡、甘草、当归、黄芪。

（2）针灸治疗：基本穴位可选取足三里、天枢、三阴交，以补为主。脾胃虚弱加脾俞、章门。

3. 脾肾阳虚证

治法：健脾补肾。

（1）推荐方药：附子理中汤合四神丸加减。炮附子（先煎）、干姜、党参、白术、山药、补骨脂、肉豆蔻、吴茱萸、五味子、甘草。或具有同类功效的中成药。

加减：脾虚下陷者加升麻、柴胡、黄芪；腹痛喜温、喜按加肉桂。

（2）针灸治疗：基本穴位可选取足三里、天枢、三阴交，以补为主。脾肾阳虚加肾俞、命门、关元，也可用灸法。

4. 脾胃湿热证

治法：清热利湿。

（1）推荐方药：葛根芩连汤加减。葛根、黄芩、黄连、甘草、苦参、秦皮、生薏苡仁。或具有同类功效的中成药。

加减：肠鸣漉漉，大便黏滞加防风、苍术、厚朴、羌活。

（2）针灸治疗：基本穴位可选取足三里、天枢、三阴交，以泻法为主。

5. 寒热错杂证

治法：平调寒热，益气温中。

（1）方药：乌梅丸加减。乌梅、黄连、黄柏、川椒、制附片（先煎）、党参、白术、茯苓、当归、白芍、甘草。或具有同类功效的中成药。

加减：腹痛甚者加醋延胡索、川楝子；嗳气频繁者加沉香、白蔻仁；泄泻甚者加党参、木瓜；腹胀明显者加槟榔片、枳实、大腹皮；清晨腹泻者加补骨脂、肉豆蔻；腹痛喜按、畏寒便溏者加干姜、肉桂。

（2）针灸治疗：基本穴位可选取足三里、天枢、三阴交，以补法为主。脾胃虚弱加脾俞、章门。

（二）其他中医特色疗法

1. TDP神灯照射

通过临床使用红外线照射与中药热罨包治疗相结合，刺激天枢穴位置能双向调节胃肠蠕动。

2. 中医定向透药疗法

临床中采用中医透药渗透仪，穴位主要选用中脘、肺俞、足三里等。

3. 中药熏洗

利用中医经络学说，取足部三阴三阳经，采用中药（生黄芪30g、酒大黄30g、当归30g、党参30g、鸡血藤30g）泡洗蒸浴，结合电磁疗法，益气活络，化瘀通阳。（注：气津大亏、卫表不固的患者应适度调整水温，防止汗出太过而伤阴）20～30天为一个疗程。

4. 摩腹疗法

嘱患者睡前仰卧位，双膝屈曲，腹泻患者双手叠于腹部左侧，稍施压力，顺时针按摩，持续200～300次；腹痛患者单手手掌放于中脘穴，掌跟稍施压力，持续按摩200次，对疼痛有一定的缓解。

5. 提肛运动

提肛运动坐、卧和站立时均可进行。方法如下：思想集中，舌顶上腭，咬紧牙关，吸气，向上收提肛门，屏住呼吸并保持收提肛门2～3秒钟，然后全身放松，呼气，放松肛门。每日1～3次，每次50下或5分钟。此锻炼方法应长期坚持。

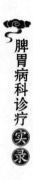

（三）西药治疗

出现难以控制的腹痛、腹泻、焦虑抑郁状态等情况下，可参考《肠易激综合征中西医结合诊疗共识意见》（2017年）〔中国中西医结合消化杂志，2018，26（03）：227-232〕规范应用解痉剂、止泻药物、利福昔明、益生菌、抗抑郁焦虑药，制定个体化治疗策略。

（四）护理调摄要点

1. 心理治疗及情绪调理

纠正患者曲解的认知，达到正确认知自己的病情，树立战胜疾病的信心。通过与患者的交流，分析暴露其与泄泻发病有关的心理因素，调整患者的情绪和行为，建立合理规律的生活方式，以改善患者的临床症状和生活质量。同时，结合中医治疗心理疾病的优势，缓解患者的精神压力。

2. 饮食治疗及不良嗜好戒断

建议患者对饮食种类进行认真评估，尽量避免能使自己产生胃肠不适的食物。针对泄泻病患者，在治疗期间，应避免烟酒、辛辣肥甘食物的摄入，如咖啡、浓茶等。

三、难点分析

引起泄泻的原因是多方面的，中医学将泄泻分为寒湿泄泻、湿热泄泻、伤食泄泻、脾虚泄泻。难点就是如何对泄泻进行辨证施治，及临床药物剂量的掌握。另外由于泄泻急性期病势急，中药疗效慢，慢性期需要长期服用中药，煎煮中药困难，故泄泻急性期用中药治疗可能达不到预期的治疗效果。